摘選外科雜症

〔清〕程耀明／輯　王　瑞／提要

外科症治神方

〔清〕程耀明／輯　羅夢曦／提要

傷科

〔清〕程　培／輯　羅夢曦／提要

傷科秘方

〔清〕安　文　定　文／輯　趙　黎／提要

王　鵬／主編

安徽博物院藏新安孤本珍本醫籍叢刊

——第四輯——

二〇二二年度國家古籍整理出版專項經費資助項目

時代出版傳媒股份有限公司
安徽科学技术出版社

圖書在版編目(CIP)數據

安徽博物院藏新安孤本珍本醫籍叢刊. 第四輯 / 王鵬主編. --合肥：安徽科學技術出版社，2023.9
ISBN 978-7-5337-8671-7

Ⅰ. ①安… Ⅱ. ①王… Ⅲ. ①中醫典籍-叢刊 Ⅳ. ①R2-5

中國版本圖書館 CIP 數據核字(2022)第 245809 號

ANHUI BOWUYUAN CANG XIN'AN GUBEN ZHENBEN YIJI CONGKAN DISIJI
安徽博物院藏新安孤本珍本醫籍叢刊·第四輯 王 鵬 主編

出 版 人：王筱文 選題策劃：王 宜 責任編輯：王麗君
責任校對：王 宜 責任印製：梁東兵 裝幀設計：王 艷
出版發行：時代出版傳媒股份有限公司 http://www.press-mart.com
安徽科學技術出版社 http://www.ahstp.net
(合肥市政務文化新區翡翠路 1118 號出版傳媒廣場，郵編：230071)
電話：(0551)63533330
印 製：安徽新華印刷股份有限公司 電話：(0551)65859178
(如發現印裝質量問題，影響閱讀，請與印刷廠商聯繫調换)

開本：787×1092 1/16 印張：34.25 字數：685 千
版次：2023 年 9 月第 1 版 2023 年 9 月第 1 次印刷

ISBN 978-7-5337-8671-7 定價：700.00 元

《安徽博物院藏新安孤本珍本醫籍叢刊》編纂委員會

前言

中醫藥學源遠流長，在其漫長的歷史發展進程中，湧現出大批著名醫家，他們在學術上各領風騷，形成了衆多的醫學流派。不同流派的爭鳴與滲透、交流與融合，促進了中醫藥學術的不斷進步和臨床療效的不斷提高。各家中醫學術流派薪火相承，後浪推前浪，鑄就了中醫藥學發展史上一道道靚麗的風景綫。

九州方隅，風物萬千，心得各有見長，傳習日久，漸成衆多地域醫學流派。地域醫學流派是對某一特定地域醫家學術特徵的整體概括，凸顯了中醫藥學辨證論治的原則性、多樣性和靈活性。『天下明醫出新安』。安徽自古物寶文華、人傑地靈，是歷史上名醫輩出的地方，『南新安、北華佗』的原生態傳統醫學文化獨具特色和優勢，尤其是源自古徽州的新安醫學，以其鮮明的地域特色、厚重的傳統底蘊、突出的學術成就、深遠的歷史影響，在我國地域醫學流派中獨樹一幟。作為徽文化五大要素之一的新安醫學，儒醫輩出、世醫不絕，文獻宏富、名著林立，創新發明、學說紛呈，特色鮮明，影響深遠，傳承至今，經久不衰，是公認的綜合性地域醫學流派的典型代表。

中華人民共和國成立以來，學術界一直十分重視新安醫學文獻的整理與研究，以安徽學者群體為核心，聯合國內其他地區學者，針對新安醫學古籍文獻開展了一系列卓有成效的研究工作，在文獻校注整理、醫家醫籍考證、名家學術思想研究等領域，取得了眾多代表性成果，一批重要的新安醫籍文獻得以整理出版，為傳承發展新安醫學學術、弘揚優秀傳統文化做出了重要貢獻。但時至今日，仍然有大量重要新安醫籍未曾進行過系統整理和出版，不能不說是一種遺憾。為有效彌補既往古籍整理研究的不足，不斷完善新安醫學醫籍體系，進一步促進對新安醫家學術思想的深入研究，安徽中醫藥大學組建了專門的整理研究團隊，有計畫、分批次地開展了新安醫學孤本珍本醫籍文獻的整理工作。

《安徽博物院藏新安孤本珍本醫籍叢刊》共選取二十三種安徽博物院所藏且未整理的具有重要學術和實踐應用價值的新安孤本珍本醫籍，包括中醫綜合類文獻三種、溫病類文獻二種、方書類文獻四種、外傷科類文獻四種、婦科類文獻一種、兒科類文獻四種、喉科類文獻二種、醫案類文獻三種，以保留原貌的影印形式出版，旨在搶救性整理這些瀕佚的新安孤本珍本醫籍；同時，為每部著作撰寫內容提要，從作者、成書經歷、版本、基本內容與構成、引用文獻、學術特色等方面，總結並展現各醫籍的新安醫學特色及對後世中醫藥學術傳承與發展的影響。

選入《安徽博物院藏新安孤本珍本醫籍叢刊》的古籍文獻基本資訊如下：

《瘟疫論補注》，二卷，清代新安醫家楊啟甲撰，是一部注解明代醫家吴又可《瘟疫論》的著作。本書原稿撰成於清道光二十年（一八四〇），於清道光二十一年（一八四一）由黄宗棨刻板印刷。現存刻本，系孤本，藏於安徽博物院。《中國中醫古籍總目》失收。

《瘟疫論詳辯》，一卷，清代新安醫家瑩君溥抄録，經考證，内容取自清代醫家戴大章《廣瘟疫論》。現存一種抄本，抄成年代不詳，藏於安徽博物院。《中國中醫古籍總目》失收。

《汪氏家藏奇效書》，不分卷，清代新安醫家汪渭陽撰，是一部收載治療瘡癰腫毒方書的著作。原題汪渭陽撰，因第二册文中有言『會吾兄渭陽，不可盡吐心腹』『凡遇吾兄渭陽，寧可裝呆請教，幸勿説我好書』，故推測此書作者除汪渭陽外，可能還有其弟汪渭川。現存一種民國抄本，抄成年代不詳，藏於安徽博物院。《中國中醫古籍總目》失收。

《汪氏擬方》，一卷，清代新安醫家汪文譽撰，是一部綜合類醫著。現存一種抄本，抄成年代不詳，藏於安徽博物院。經考證，該抄本實為《濟世良方》節抄本，主要節抄了原書外感和内科雜病部分内容。

《古方選注》，一卷，清代新安醫家方成垣撰，闡述了十三首汗劑與五首吐劑的遺方用藥機理，同時記録了古籍先賢對所載方劑的有關論述。現存一種清代抄本，抄成年代不詳，系孤本，藏於安徽博物院。《中國中醫古籍總目》失收。

《吴氏家傳痰火七十二方》，一卷，清代新安醫家吴起甫撰，是一部專研痰火證治的著作。現存一種民國抄本，抄於民國元年（一九一二），系孤本，藏於安徽博物院。《中國中醫古籍總目》失收。

《驗方秘録》，不分卷，清代新安醫家謝奕卿撰，是一部彙集實效驗方的著作。現存一種清代抄本，抄成年代不詳，藏於安徽博物院。《中國中醫古籍總目》失收。

《醫階》，不分卷，清末至民國方志學家、詩人、書法家、文物鑒賞家許承堯撰，是一部以摘録中醫醫論和臨證治療為主要內容、以學醫筆記為主要形式的著作。本書原稿撰成於清光緒二十七年（一九〇一），未曾出版刊行。現存稿本，系孤本，藏於安徽博物院。《中國中醫古籍總目》失收。

《臨症一得》，不分卷，清末至民國新安醫家葉仲賢撰，是一部記録其臨證心得的著作。現存一種抄本，系孤本，抄成時間不詳，藏於安徽博物院。《中國中醫古籍總目》失收。

《摘選外科雜症》《外科症治神方》，均不分卷，清代新安醫家程耀明輯，均為收録中醫外科治療方藥的著作。現各存一種抄本，抄成年代不詳，均藏於安徽博物院。《中國中醫古籍總目》失收。

《傷科》，不分卷，清代新安醫家程培撰，是一部輯録傷科疾病治療方法的著作。本書現存清光緒元年（一八七五）松茂室抄本，系孤本，藏於安徽博物院。《中國中醫古籍總目》失收。

《傷科秘方》，不分卷，清代新安醫家安文、定文輯，是一部關於記述外傷證治的著作。現存一種民國抄本，抄成時間不詳，藏於安徽博物院。《中國中醫古籍總目》失收。

《女科集要》，一卷，清代新安醫家程文囿撰，是一部主要記述婦科證治的著作。本書前半部分『望色』『聆音』『辨脈』内容可見於《醫述》第二卷『醫學溯源』，後半部分内容見於《醫述》第十三卷『女科原旨』。現存一種抄本，抄録時間不詳，後補配清嘉慶九年（一八〇四）刻本《産科心法》，藏於安徽博物院。《中國中醫古籍總目》失收。

《汪弢廬先生手集小兒方藥》，一卷，清代新安醫家汪宗沂撰，是一部專研小兒證治的醫著。本書現存清代稿本，系孤本，據考證當為汪氏手書稿本，具有較高的文獻學和版本學價值，藏於安徽博物院。《中國中醫古籍總目》失收。

《兒科藥方》，一卷，清末至民國新安醫家胡永康撰，是一部專門記述小兒證治的醫著。現存民國時期稿本，系孤本，藏於安徽博物院。《中國中醫古籍總目》失收。

《痘疹集成》，一卷，清代新安醫家程坤錫著，是一部論述痘疹病因病機及治療的醫著。現存抄本，系孤本，藏於安徽博物院。《中國中醫古籍總目》失收。

《麻證秘訣》，一卷，清末至民國新安醫家胡永康撰，是一部專門記述麻疹的醫著。現存清光緒十一年（一八八五）稿本，系孤本，藏於安徽博物院。《中國中醫古籍總目》失收。

《喉科秘笈》，一卷，清代張宗良、吴氏原著，清末至民國新安醫家汪雲祥修訂抄録，是一部喉科著作。現存一種抄本，抄成年代不詳，藏於安徽博物院。《中國中醫古籍總目》失收。此書乃《咽喉秘集》的一個抄本。《咽喉秘集》現存最早刻本為清同治元年（一八六二）潘仕成海山仙館初刻本，乃重刊《驗方新編》時附録《咽喉秘集》於内；清代張紹棠味古齋光緒九年（一八八三）刻本點校頗精，流傳甚廣。另存有清代及近代多種刊本。

《咽喉秘要全書》，一卷，清代新安醫家言立誠參訂，是一部關於咽喉科疾病辨證施治的經驗集。現存清宣統二年（一九一〇）抄本，藏於安徽博物院。本書内容經考證為清乾隆年間《咽喉經驗秘傳》（蘇州人程永培校刊）的抄本。

《杏軒醫案輯録》，不分卷，清代新安醫家程杏軒原撰，其弟子倪榜、許璞等輯録。現存一種民國抄本，抄録者、抄録年份不詳，藏於安徽博物院。《中國中醫古籍總目》失收。

《觀頤居醫案》，不分卷，清代新安醫家葉熙鐸撰，是一部記録臨床經驗的醫案著作。現存一種民國抄本，系孤本，抄録者、抄録年份不詳，藏於安徽博物院。《中國中醫古籍總目》失收。

《紅樹山莊醫案》，十二卷，清代新安醫家葉昶撰，成書於清鹹豐十一年（一八六一），是一部記録臨床經驗的醫案著作。現存清代趙詠抄本，藏於安徽博物院、中山大學圖書館。《中國中醫古籍總目》收載，但未録安徽博物院亦藏此書。

《安徽博物院藏新安孤本珍本醫籍叢刊》的整理出版工作，在安徽博物院和安徽科學技術出版社的大力支持下，成功獲批二〇二二年度國家古籍整理出版專項經費資助項目。安徽科學技術出版社長期從事中醫藥古籍的整理出版工作，並將新安醫學古籍整理研究作為重點圖書板塊加以打造，多年來出版了一系列學術水準高、業界影響大的新安醫學古籍整理和研究類圖書，積累了豐富的中醫藥古籍和新安醫學古籍整埋經驗，為本次《安徽博物院藏新安孤本珍本醫籍叢刊》整理出版工作的順利實施提供了強有力的組織和技術保證，確保了本次整理專案的順利開展和按期完成。在此，謹對安徽博物院、安徽科學技術出版社及參加本項目整理出版工作的同道致以衷心的感謝。

新安醫學的當代價值正是體現在它實用的、不斷創新的、至今仍造福於民眾的知識體系中，而新安醫學古籍文獻則是這些知識體系的載體，是彌足珍貴的文化遺產。本次影印整理出版的《安徽博物院藏新安孤本珍本醫籍叢刊》，以具有重要實用價值的新安醫籍孤本珍本文獻為整理對象，均與臨床實踐密切相關，能夠更直接地用以指導臨床實踐工作，豐富現有的臨床辨證論治體系，促進中醫醫療水準的提高。我們衷心地期望，通過本套叢刊的出版，能夠更有效地保護並展示得到廣泛認同、可供交流、原汁原味的新安醫籍珍貴文獻，同時對弘揚徽文化、發掘新安醫學學術精華、傳承發展中醫藥事業有所裨益。

王　鵬

二〇二二年八月十八日

目録

摘選外科雜症

提要　王　瑞

安徽博物院藏新安孤本珍本醫籍叢刊
第四輯

内容提要

《摘選外科雜症》，不分卷，清代新安醫家程耀明輯，是一部收録中醫外科治療方藥的著作。

一、作者與成書經歷

程耀明，生卒年不詳，根據書中未對『玄』字避諱，推斷其可能為清末至民國初人士，歙縣人，自稱為清代新安名醫程敬通玄孫，耀明為其字。關於其生平，地方志、史書均未見載。《珍稀中醫稿抄本叢刊·新安卷》載有其整理的《滑伯仁先生脈訣》一書，另據《安徽博物館書目》，程耀明尚整理有《外科症治神方》一書。作為名醫程敬通玄孫，家學淵源，究心於醫學方藥、證治的整理工作，不難理解。

二、版本

《摘選外科雜症》現存抄本，成書年代不詳，現藏於安徽博物院。全本共一冊，四眼綫裝，開本尺寸縱二十三點二厘米，横十三點四厘米，無版框。正文半葉八行，大字每行約二十四字，方藥記録每行五味藥，每行字數十至十二，小字雙行字數不定。正文首頁左側中部有少許破損，右下角有『程敬通玄孫字耀明醫室』及『淡淡春山』印記，其餘書頁較為完整。在每方之首均加蓋紅色圓形印章一枚。

本書自抄成之後，未見其刊行本。

三、基本内容與構成

《摘選外科雜症》共載方六十首，論病四種，載圖二十六幅，載歌訣一首。每方之後皆詳列方藥構成、具體加減、藥物製作修合過程及具體治療病證。所涉病證主要包括癰疽發背、諸惡瘡、疔瘡、杖瘡、痔瘡、瘰鬁、瘻瘤、附骨疽、症瘕等。其中詳論瘰鬁、瘻瘤、附骨疽、症瘕四種病證，包括病因病機、分型、禁忌、治法等，並載列相關方藥。在以上内容之後載有歌訣五發歌一首，以七言歌訣形式記録五種發作於不同部位的癰疽及具體處理措施，朗朗上口。

繼五發歌後，載有手繪人體圖二十六幅，主要描繪包括雄雌疔、腎俞疔、滿天星等癰疽疔癤的發作部位、形態等，並在圖左配有文字説明。書末載有單雙蛾方一首，與全書書寫順序有所出入，可能為全書完成抄録後補入。

四、引用文獻

《摘選外科雜症》篇幅短小，其所載方藥、醫論並未列出引用文獻出處。

五、學術特色

（一）選方廣泛，劑型豐富

《摘選外科雜症》所選方劑來源廣泛，劑型豐富，並不拘泥於單一劑型。書中載有湯劑（如追疔奪命湯）、酒劑（如偏腎氣即效方）、散劑（如十六味流氣飲、四圍散）、丸劑（如乳香丸）、丹劑（如飛龍奪命丹）、膏劑（如仙方隔紙膏）等多種劑型。由於本書以外科證治為主，載方不拘限於內服，亦載有眾多外用方劑，如外洗藥（解毒生肌散後洗藥）、竹筒藥（如吸毒竹筒）、外敷藥（如治軟癤有膿方）等。

（二）記載詳細，學術嚴謹

《摘選外科雜症》儘管為撰集諸方之作，但學術嚴謹，記載詳細，無論對於方劑組成、藥物炮製、功效主治，還是成藥製作過程均一絲不苟進行記録。如記載《太乙神應膏》，記其『專治發背癰疽杖瘡惡毒傷損脚氣無不效驗』，先録藥四十七味，劑量、炮製皆記載明確，其後記載其炮製過程，『前藥㕮咀，用清油一斤，乃浸三宿，入銚內文武火煎藥黑，免玄渣，入鍋中以文武火煎，卻入後藥末』，又記藥物十四味，分量、炮製記録清楚，以及這十四味藥物的具體放入次序，最後以一百九十六字記録了『太乙神應膏』膏成後合格的形態、使用的方法、注意事項，以及根據症狀對藥味所做的具體加減，其治學嚴謹可見一斑。

（三）圖文並茂，形象生動

《摘選外科雜症》與部分外科專著如《外科正宗》一樣，對一些外科疾病繪有插圖，計一十六幅，儘管為手繪本，但人體比例均衡，形象自然生動，疾病所發部位和治療部位用黑圈重點突出，部分圈旁配有少量文字說明，使人一目了然，並在圖左載以文字，主要描述疾病特徵、治療方式、禁忌、預後等，足見其治學細心嚴謹。如對於『腎俞疔』，載『此症腎俞所發，因飲熱酒，或行房事，怒氣所受，故得此症。發者可治，發即出痧，雖猛惡濃血可治，痰發於陰者，傷於腎，其膿稀者為虛症，則難救治，不可療也。』

安徽中醫藥大學　王　瑞

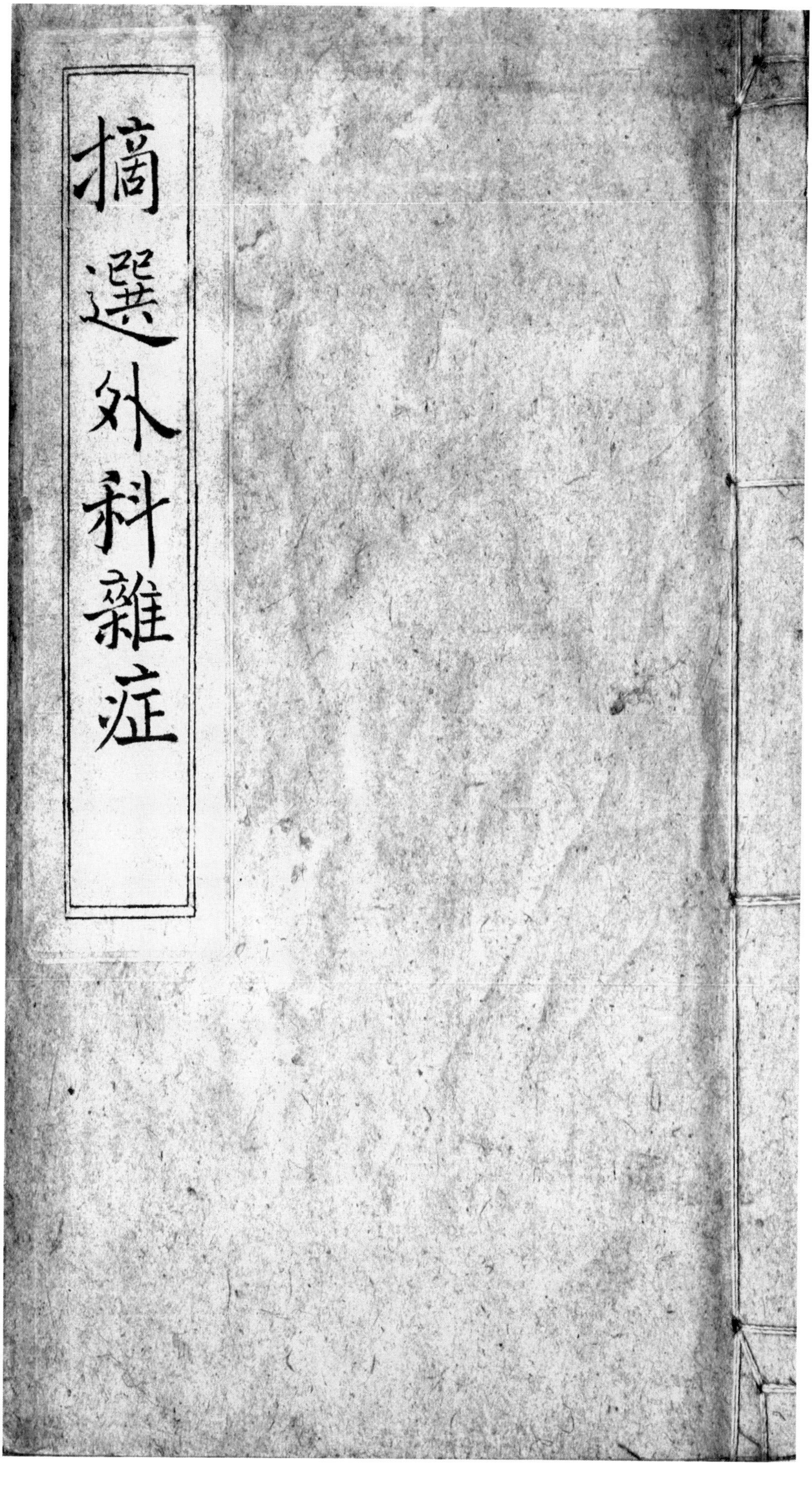
摘選外科雜症

摘選外科雜症

秘傳十六味流氣飲 易名乳岩 內補散

人參 去芦 當歸 酒侵洗 官桂 去皮 川芎 去土 防風 去芦 白芷

桔梗 去芦 嫩黃耆 去芦 甘草 炙 厚朴 去皮姜汁製 以上各三錢

加六味於後 南香 木 白芍 大腹子 烏藥

次枳殼 紫蘇葉 三手 炒各 不退加 白茯苓 白朮 煨 熟地黃 酒浸焙

不進飲食加 宿砂 香附 疼痛加 乳香 沒藥

水不乾加 貝母 知母 加皂角刺

咳嗽加 陳皮去皮 半夏溫湯泡七次 杏仁去皮 姜五片

大便秘加大黄 枳壳 小便秘加 门冬 車前

木通 灯草

此方專治癰疽發背乳癰脚痛諸般惡瘡癤毒未成散去已成斂膿惡肉自去服藥後其痛頓減此藥常用應驗如神 前藥搃為细末每服五六錢將白湯調服不飲酒者木香湯米飲下可此方所用之藥皆發散風毒調理氣血排膿止痛生肌長肉倘氣不和多用氣藥為主血不和多以血藥為主

右㕮咀用水一盞半葱白一根煎至八分加酒一呷病在上食後服病在下空心服之立見神效

內塞散 治諸惡瘡瘺熱退膿血不止瘡肉虛症疼痛可排膿定痛生肌肉補

人參 當歸酒浸 黄耆鹽酒浸 川芎洗去土 茯苓去皮 防風去芦

桂心各三錢 桔梗 遠志 甘草 白芷各一兩 宿砂叁分

香附二枚去皮煨 煩渴加五味子 陳皮 白芍 熟地各二錢

右㕮咀用水盞半生姜三片煎至八分入酒熱服

解毒生肌散　專治瘡疽發背乳癰瘰瘡金刀等

羌活　獨活　黃連各一分　黃栢一分　朮澤一分　防風一分

蒼參一分　右㕮咀大瓦罐盛水煎藥湯以炉乾石十斤用炭火

煅通紅鉗出放藥湯內不限大小斤數令酥於湯內青色者佳

如不酥者再煅將前藥滓煎湯石煅紅令酥為妙然後將瓦盆

蓋在地上一晝夜收火毒取起候乾研為極細末者十斤用石

膏二十斤令研極細拌匀和後藥用　赤石脂煅　谷丹炒

南木香　血竭　降真節　乳香　沒藥　白芷

黄連　黄柏　白歛各等　龙骨煅　硃砂　何首乌

輕粉有虫加　苦參　百藥煎　雄黄　螵蛸水不乾加　無名異煅

蔘葉燒存各三錢五分

又洗藥

防風　白芷　赤芍　苦參　甘草節　荊芥

艾葉　金銀花　蒼耳草　羌活　荷葉蒂　牙皂

當歸尾　柏子　蜂房　葱白　茶腳

用上藥煎湯洗淨瘡口，每數煎（前）藥可避，此藥洗過以豬乾後用青由調煎藥敷如濕乾摻在膿不要留口一日有膿則留口出毒去膿上藥後可將黑紙縛之三五日一換可也倘肉腐爛可取蜈蚣一條浸在油内取來火煆為末摻小敷在前藥一晝夜其痛不止即洗去拭卸前藥便不坐肌

四圍敷藥化毒拔血散　治諸般惡瘡並脚疾

赤芍　歸尾　血竭　朴消　脚連　荷車

北辛　細（各三錢）　防風　姜蚕　蟬退　五加皮（各半）

如敷不退加此敷之即施消散

南星　貝母　羌活　獨活　草烏　何首烏

葛根　紫花地丁　野棉根用皮　芙蓉葉秋後者可用　五加皮各等分

右總為細末，用生姜合醋伴敷之。如即要散，加大蒜同敷，毒氣即出立散。臟腑秘加喫藥：大黄　大麻子　枳殼去白炒

小腑秘加：木通　車前　灯草　赤芍　茯苓

如寒冷加：華撥　良姜各等分

前方專治寒濕脚氣、發背、一應惡瘡癧、諸般腫毒，敷之即散。又能定痛化毒，散血托裏。可用連皮生姜一大塊，以姜

連藥擂爛鍛抵温服病在上食後服病在下臨卧服其

鉄筒拔毒膏點破散諸般惡瘡初發

生石灰　皂角薰　糯米　南星　當歸　赤芍全炒　砂牯牛　斑毛

硇砂各等分　將灰煎汲抵水濾过　炭灰　桑柴灰　芝麻灰各等分

皂角三四皮　柳柴灰　以前灰入於鍋内用慢火（大）熬之待面上有

白霜住火以磁瓶盛之如用將藥少少點瘡頭上三四次皮破

毒出水即止

吸毒竹筒　一切發背癰疽疔瘡漏症用此法拔出膿血惡水

蒼朮　白歛　烏桕皮　厚朴　艾葉　茶芽

白芨　蒺藜各等分

法用枯竹筒三五个長一寸一段留節削去其青令如紙薄隨大小用之將藥煮竹筒十數沸待藥乾為度稱竹筒熱以手按緊吸於瘡口上膿血水滿自然脫落不然用手拔脫更換竹筒如此三五次毒盡消去即敷生肌藥令其長滿後用膏藥即愈

仙方隔紙膏　專治發背乳癰內外臁諸般惡毒等証

黃連　何首烏　當歸尾　白芷各等分　川烏去皮二兩半　草烏去皮

後用　黄丹（可照夏天即用方）　乳香（二钱）　没藥（半）　血竭（半）

各為細末將前藥㕮咀用香油五兩同藥入銚内文武火熬

待至黑色濾去滓將藥油傾入鍋内下黄丹用桃柳枝一把

不住手攪攪待黑色即將血竭乳香没藥入鍋内攪匀熬滴

水成珠不散為度用瓦碗盛盛放在冷水中一晝夜出火毒用之效

（一）太乙神應膏　專治發背癰疽杖瘡惡毒傷損脚氣無不效驗

川烏　黄柏　赤芍　白芍　玄胡（各半）　草烏（五分）

黄連（二钱）　當歸尾（一錢半）　良姜（五分）　木鱉（去壳五分）　姜蚕（去宗半）　乱頭（如奚一大一）髮（焼灰候入）

紫荆金皮五分　地龙五分　五南藤　川山甲　白芷　川芎
牵牛　槐花　五棓子　地骨皮　杏仁　花椒
茴香　茅香　玄参　苍耳　桂皮　南星
葳蕤　苦参　苍术　五加皮各五分　防风　熟地
丁香　蜜陀僧　藁本各二钱　何首乌二钱　生地二钱半　细辛五钱
内消二钱　江子去壳廿五粒　旱莲草五分　人参　百药煎二钱半　黄耆
羌活　甘草节　五灵脂　地蜈蚣根各二钱　独活五分
前药㕮咀用清油一斤另浸三宿入铫内文武火煎药黑色

玄潭入鍋中以文武火煎却入後藥末

南木香　安息香　琥珀各二錢　雲香　鉛粉各一錢　乳香

没藥　血竭　白結降真節炒可各五分　自然銅醋淬一錢　桑白皮　白芨

白歛　雄黄各五分焙爲末

一次下藥油入黄丹以桑柳槐條不住手攪之

二次下自然銅白芨桑皮白歛鉛粉

三次下木香琥珀安息香雲香血竭没藥乳香

再看藥色以黑爲度滴水成珠不散爲度傾在瓦碗内放在水

中二三日以出大毒再復放泥地上四五日為度隨時取用如
打金系膏以前藥器為末加松香壹斤通明者入鍋内容化
將棕濾淨又加麻油四兩熬熟再加黄丹壹兩同熬滴水成
珠選出放在水中取起打成金系膏但發背不痛者即陰毒
又加艾葉一斤雄黄半硫黄半三味煎半日候温敷患處若痛止必不
至命痛出黑水血者不起　發背走開不住加白芨梅皂角
二味燒灰存性為細末不發熱者加米醋調敷四圍一連數
次即不走開若加生姜同計左亦可

治發背已潰未潰者最爲神效

厚朴一两姜製　橘紅一两　甘草節炙三半　蒼朮半米泔水浸

又加桑黄瓜半　同爲末　瘡已潰者乾摻　未潰加香油調塗即愈

内固清心散　治惡瘡熱盛焮痛作渴煩燥皆藥解毒神效

辰砂　茯苓　白荳蔻　雄黄　菉荳　朴硝

甘草　腦子　射香　皂角各等分

總爲細末每服壹錢蜜糖湯調下

透膿散　治諸般瘡疽瘡癤貼骨瘡不破者一服不移時自破

累用有驗　用蠶蛾一个燒灰將好酒沖服即時出汗（不可多服 若服二个則有二个汗）

乳香丸　治瘡疽以成疼痛难忍即令透膿生肌神驗

萊菔子（半炒）　川山甲（刀炙焙）　皂角刺（燒灰存性）　乳香（廿）　末藥（廿）

搃爲細末棗肉爲丸如梧桐子大每服二十丸灯心湯下驗

治軟癤有膿妙方

露蜂房（燒灰）　皂角（燒灰）　草烏　天南星　海螵蛸（各等分）

右搃爲末香油調敷立效

復元通氣散　治發背乳瘡一切無名腫毒

木香　茴香　青皮　陳皮　白芷　川山
甘草　貝母（去心薑汁製各等分）　搗爲細末白酒沖服神效

又方

青皮　陳皮　甘草（生熟各）　川山甲（酥炙）　瓜蔞根（各等）
連翹　金銀花（各等）　搗爲末白酒調服

乳勞之証不宜用對恐傷其房縫者死但要症開口紅者玄
乳房因傷而壞也皆急服藥敷（之不）生肌者必死生肌者急服秘
傳流氣飲　托裏十宜散　中間敷解毒生肌定痛散　亦
用前吹乳方内敷藥四圍敷之立驗

秘傳一味千金散　專治瘰癧立效

单用黑蜘蛛一个苐红者為妙入碗内研爛用好酒热攪匀冲服隨病左右側卧如不退再用一个立刻神效

敷藥先加葱白炒热熨之好冷再換熨三四次後加敷化毒消腫藥外加

大蒜　木鱉　南星　草烏等分

敷之如破用前生肌定痛藥　瘰癧通藥即过三五行為度

牽牛　雄黄　川楝子　大黄　甘草節

天花粉　只壳　貝母各等分

右為細末空心白酒冲服出汗即散

又方　細辛　黄連　川山甲　乳香　没藥

連翹　歸尾　為藥　梔子　金銀花　牡蠣

車前　防風　甘艸　油胡桃　右為咀片水煎加酒

五

更温服應驗如神

偏腎氣即效方　用栗子樹根將白酒煎服立驗

痔瘡搽藥方　黄連　黄柏各等分

用豬胆二個以汁浸二藥再用瓦一片火上燒紅放藥在上

焙乾加　乳香　没藥　朴硝　白丸　寄明異

百藥　血竭　苦參　防風　荊芥　何首烏 以三樣煎水洗

右為末用清油調搽濕則乾藥搽之　如腫不退用益元散 加前三味

瘨瘡下疳腫不消方　防風　荊芥　何首烏

甘草節　牛膝 各等分　仝煎湯薰洗即散

又蛀疳方　密陀僧　黃柏　黃連　輕粉 各等分

右為細末用故茶湯溫洗疳瘡搽藥在上即愈

追疔奪命湯　此乃秘方速效能內消腫

羌活　獨活　青皮　黄連　赤芍　細辛

蟬退　姜蚕　脚連　甘草節各等　防風　河車

澤蘭　金銀花加草　如有膿加何首烏　白芷　在脚加

木瓜　在腰加　青木香　大黄　梔子　牽牛各等

右總咀片每服五錢先一服加澤蘭半少用金銀花半　生姜片

同藥搗爛好酒冲服倘不吃酒水煎亦可或酒少用熱水亦可

或用酒水各半生姜十片煎熱服以被蓋出汗為度病退後

以前藥六加大黄三錢煎服去余毒為妙　此方以藥味觀之甚若不切當然而累用累效萬無一失倘有他症用此藥加減

心煩嘔吐加　甘草節半　荳粉酸漿水下

嘔逆惡心加　乳香　老薑　菉荳粉甘草湯下

心煩嘔加　朱砂　五苓散

嘔不止手足冷加　黃連香薷散

潮熱加　北柴胡　黃芩　淡竹青　茅芽根

眼夜加　硃砂　雄黃　射香

腹脹加　薏苡仁　寒水石

白利加　白朮　茯苓　肉荳蔻　罌粟梳

腹疼不止加　南木香　乳香

喘嗽加　知母　貝母

頭痛加　川芎　白芷　葱白

咽喉痛加　山荳根　灵消根　梔子　淡竹葉　艾葉　灯草

大便秘加　赤芍姜炒　只壳麸炒　大腹皮

小便加　赤芍　赤苓　木通　車前　灯草

尿血出加　生地　車前

鼻出血加　野紅花　地黄　藕節　姜皮

骨蒸加 系茅根 炙三壯更不痛难治若無脉息亦可服二

十四味流氣飲

飛龍奪命丹 專治疔瘡發背腦疽乳疽邑附骨疽一切無名腫毒

服之便有膿不痛服之便痛已成者服之立愈惡瘡証中至

寶之藥万無一失不可輕視

蟾酥 二分乾者酒化開 血竭 一分 乳香 沒藥 各二分 雄黄 二分 輕粉 五分 胆凡 一分

射香 五分 銅青 一分 寒水石 一分 腦子 五分 海羊 一个即蝸牛帶殼用 天龍 一条即蜈蚣酒浸炙黄去頭足

硃砂 二分為衣

搗爲细末將海羊研作泥和藥爲丸如菉豆大酒煮面糊爲丸每服二丸用葱白三寸令病人嚼爛吐於手心男左女右將丸藥裹在葱白內灰酒三四盞送下於避風處以被蓋体約行三四里爲度後用熱酒數盃以助藥力發大汗爲妙如不出汗重者再服二丸汗出即效其毒立消如疔瘡走黃出汗冷者不治之症瘡在上食後服在下食前服忌冷水一切鮮物

杖瘡方

水粉一兩　赤石脂一半　水銀半先熬

三味麻油杵成膏以傘紙攤之貼上緊縛如肉陷可用此膏
填滿然後貼上立效

痔瘡方（惡蘚亦仝） 用信石 甘草 白凡（生）
各為末用碗一隻先將信敷一層甘草末一層用火煅三層
掃下為末冷水調敷瘡上不免有些疼飲酒以醉為度其瘡
自脫去立見效

諸疔不出用此拔疔方 巴豆（半粒去殼） 磁石
為末用葱涎同蜜為丸膏以敷疔上自出矣

諸腫毒自消方

用生姜向東地土上陽日昼〇圈陰日昼口以姜蘸米醋於圈内磨取土泥搽在磁碗内入大黄芒硝末同姜擣爛敷於毒上留瘡口不敷其毒自出立消

秘傳隔紙膏　專治年深月久臁瘡不愈者用

老松香　樟腦　谷丹　水龍骨（即旧船石灰）　輕粉　白芷

川芎　螵蛸

總為細末將松香溶化清油少許合藥和之以油紙隨大小

糊袋盛之用袋縛瘡口上二三日一換可也其洗瘡水用

白芷　川芎　螵蛸　三味煎水洗之神效

痔瘡方　用田螺一个揭起靨入射香少許在内即化為水以

水敷痔瘡上應驗如神

瘰癧症　夫九漏形疹皆瘰癧於項腋之間發作寒热其根在

臟腑千金可叙雖名九漏別録方証其名更多狼漏根於肝

得之憂怒鼠漏根於胃得之食鼠毒螻蛄漏根於大腸得之

食菓蜂漏根於脾得之飲流水有蜂毒蚍蜉漏根於腎得之

食中有蚘蜉毒蝤螬漏根於心得〻喜怒哭泣浮蛆漏根於胆得〻思慮瘰癧漏根於腎得〻新沐髮轉脉漏根在小腸得之驚臥失枕此等因証文義不明未知可始若以理例較之怒根在肝鼠毒在胃食瓜菓在大腸蜂水在脾姑通俗易曉如轉脉因驚根當在胆却云在小腸浮蛆因思慮根當在脾却云在胆瘰癧因沐髮亦不當腎名義不通似難考據又況哭泣得蝤螬之名思慮則以浮蛆之名此尤不可曉也其外更有風漏冷漏蝎漏蟻漏蜣螂漏蚯蚓漏蝦蟆漏等名狀不

同諒皆出於上俗隨象命名再难以考據治法覌其未着於肌肉而外為膿血者從本引末可使衰去針之灸之傳之角云隨其所因宣通本臟皆可或法千金又决死生反其日一視其中有赤脉從上下貫童子見一脉一歲死見一脉半一歲半死二脉二歲死三脉三歲赤脉不下貫童子可治雖可是說之痛者少有是証亦难攷據此徃ゝ是三陽傳諸陰經方可之若本臟發未必有是產者知之治法在後

必勝丸　治瘰癧不以年深日近及腦後兩邊有小結連復數

个兼劳瘵腹內有塊用　鯽魚一大尾去腸肚並子入雄黄一粒鷄子大硇砂半在腸內仍安魚於炭火上燒烟盡取出用全蜈蚣一条硼砂半梔子五个皂角全燒又用黄明膠三分皂角二挺去皮酥炙

右為細末將皂角二挺去皮搥碎以水三碗揉汁去滓煑精羊肉四兩爛入輕粉五厘男子乳汁半兩童便成膏和藥為丸如菉荳大硃砂為衣溫酒侵晨下午各服十丸倘有疙疸項下有五个則服藥五服看其所生者年可照數進數服如熱毒瘡瘍未可頭腦者一服消散

白花蛇散　治九漏瘰癧發於項腋增寒發熱或痛或不痛用

白花蛇（一條，浸軟，去皮骨，焙乾，另研）　生犀鎊（半分）　青皮（半）　黑牽牛（半生熟，各半）

右為末，每服入膩粉五分，研勻，五更糯米飲調下，數時下惡物，乃瘡之根也。更候十餘日再進一服，忌鮮發物。瘡成者一月可以見效。

四聖散　治瘰癧，用白花蛇散取轉後，用此補之，永去其根。

海藻（洗）　石决明（煅）　羌活　瞿麥穗（各等分）

右為末，每服二錢，米湯調下，日進三服，下清水盡為佳。

蝸牛散　治瘰癧已潰未潰，皆可貼用。

蝸牛（不拘多少，以竹簽串上曬乾，取下燒灰存性）

右為細末，入輕粉少許，豬骨髓調藥，量其大小，將絲推開，貼之立愈。

又一法用帶殼蝸牛又个生取肉入丁香又枚於又殼內燒灰存性復將肉仝研成膏將紙攤膏貼之

旱蓮子丸　治長幼臟氣不平憂怒驚恐諸氣抑鬱取結瘰癧滯留項腋及外傷风寒燥濕飲食百毒結成諸漏發作寒熱遍于項腋無問久近悉皆可治用

旱蓮子　連翹　威靈仙　何首烏　三稜（醋浸紙裹煨）　蔓荊子

赤芍（各錢分）　木香（錢分）　皂角（三錢去皮酥炙）

右為細末面糊為丸梧桐子大茶下三十丸至五十丸每日服（三服小兒看量用之食後服）

癭瘤証　夫血氣凝滯結癭瘤者雖與癰疽不同癭在骨髓項瘤則隨氣凝結但年數深遠漸堅硬故曰石癭皮色不變即名肉癭筋脉露結名筋癭赤脉交絡者名血癭隨憂怒消長者名氣癭此五癭皆不可挑破〻則膿血崩潰多致傷命枉瘤則有六骨脂肉膿血癭瘤亦不可潰爲脂瘤可破去脂粉則愈矣

破結散　治石癭氣癭筋癭血癭憂癭勞癭土癭等症

海藻　龍胆　海蛤　通草　昆布　礬石

松蘿子各三分　麦麯四分　半夏

右為細末白酒服下忌一切鮮物一月愈

白膏藥　治一切風熱腫毒臟氣鬱結疱疽瘰癧諸瘡未破即

令消散九漏膿汁淋漓難治者悉皆應驗

白歛　白蘞　白芷　白芨芨　蘿白各半洗淨

用香油一斤全藥煎至半斤濾去渣再將後藥入油內

黃香　甘松　藿香　防風　零陵香　當歸各等入前油煎乾入心尋

鉛粉二兩　黃蠟一兩　寒水石煅過水飛二兩

一藥並青油再熬滴水成珠為度磁罐盛之貼時以腦子少許摻之再貼可以熬藥忌鐵器用銅勺以柳枝攪匀盛之。

附骨疽

夫附骨疽與白虎飛尸歷節風皆相類歷節則走注不定白虎飛尸痛盛深淺按之便知附骨疽痛深按之无益但白虎飛尸雖作膿着骨而生及其腐潰碎骨出盡方愈如是則附骨疽與白虎飛尸是一病但深淺不同附骨宜拔毒為妙宜用五味連翹湯等之屬當先温腎如灵宝膏乃神藥唯在針烙深淺次拔其毒根易愈不理則順脉流走遍体紅腫碎致傷命不救

蟾蜍膏　專治附骨疽久則膿汁敗壞或骨從瘡口出須用

大蝦蟆一隻　乱頭髮一團如雞子大　猪脂油一斤

右將前藥煎爛去滓凝如膏听用先將桑白皮烏荳煎湯洗瘡口以絹拭乾再將就骨煅灰為末摻瘡上四圍然後上藥貼之即收口立效

鯽魚膏　專治附骨疽腫未破已破膿出不愈

鯽魚一尾不去腸入白砒令肚內滿線縫定　將銅器中煮一盞水盡魚乾焦為末調敷瘡口已破則乾摻少許上去有些痛忍之為妙

赤术丸　治附骨疤膿血淋漓久則已破未破者皆可服

赤术一斤米泔浸三宿取出洗淨濾乾再以麻腐任浸上則有絲二寸許入川椒二十一粒葱白七根煮黑油出淨焙乾半斤　川楝炒　茯苓

破故紙炒　茴香炒　白芷炒　桃仁去皮炒各半斤

右為細末煉蜜為丸如梧桐子大每服五十丸溫酒送下或鹽湯亦可

又方　用密陀僧為末以豬脊髓調敷兼治痔漏亦妙

癥瘕證　夫癥瘕積聚隨氣血以分門故方云以至癥瘕屬肝部積聚屬肺部不亦明矣況七者火數屬心差血生於心八者木數屬肝蓋血歸於肝雖曰強分理似不混夫癥者堅也堅

則難破瘕者瘕也假物成形然七癥八瘕之名經論亦不詳出雖有蛟龍蛇鱉肉髮蝨米等七症初非定名偶因食物相感而致患耳若婦人七癥則由内外動傷五臟氣血而成古人將婦人病爲痼疾以蛟龍等爲生瘕然亦不必如此執疑婦人癥瘕並屬血病龍蛇魚鱉等事皆出偶然但飲食間慎中亦留聚臟假血而成自有活性古有人病噎症腹有一物其狀如魚即生瘕也及夫宿血停凝結爲胎塊雖出外所感之氣同治法當以類相從所謂醫者意也如不復繁司秀者所以理解

大硝石丸　治七癥八瘕聚結脴塊及婦人帶下絕產服此藥

硝石六分　大黃八分　人參二分　甘草二分

右為細末以三年陳酒三斤置銅器中先入大黃將竹片攪之不息使微沸一刻再入餘藥以微火熬一刻丸如彈子大梧桐米湯下三十丸四日一服婦人下如爛肝色或青泔赤黑等色下後忌風寒鮮物自養要緊

小三稜散煎劑　治食癥酒瘕血瘕氣塊或發時刺疼不思飲食積滯不消心腹堅脹痰逆嘔噦吞酸脇肋刺痛胃腸痞悶并氣積泄

三稜蓬莪术二兩　芫花兩梗葉
右藥磁器中用米醋五斤浸
滿藥物寸口將灰火煨乾取出稜术再將芫花以餘醋炒微
焦復焙乾爲末醋糊爲丸如菉荳大每服十五丸生姜湯下
婦人血分男人脾氣橫泄腫滿如水用桑白皮湯下

三聖丸　治積年癥瘕癖塊諸藥療治不效用此藥神驗
硫黃一兩　水銀半　硇砂玄石一分
右藥三味研細末用生鐵銚
以文武火鎔化成汁將火筯攪攪令勻傳冷以帝墨置地坑
内埋一宿取出再復研細後加　赤芍　當歸　紅花

三稜　義术各一分　仝研細將酒一斤煎至一半濾研細生布濾汁再熬待冷入和羅面糊為丸如菉荳大專治癥瘕傷於飲食結伏在腹時刻發痛不可忍以當歸浸酒一斤取酒煖下又丸至十丸癖塊空心温酒下三丸至五丸其藥渣焙乾為末再加〻乾地黄各等　真蒲黄　芫花各一分炒焦

右為末以前藥一般羅面為丸如菉荳大治婦人血臟冷氣攻心疼極一切血疾温酒送下十丸

壹極七丸　專治臟腑宿蘊風冷氣血不和停滞宿飲結為癥

瘕痞塊及婦人腸胃中塞飲食不下欬逆脹滿及痢赤白霍乱轉筋及骽躄拳攣腰脊脚膝疼痛行步不能常服健脾丸

神麯半斤 炒黄　大附子二个 炮去皮臍　甘草蜜炙

右為細末煉蜜為丸分作又丸每服一丸米湯送下

治瘰癧瘡　不俱已潰未潰遠年近日皆可治也

明礬半斤　蜂窩多　大風子肉兩　先將二味為末再將大風子搗爛拌作二味中又用飛礬杏麄當尖每一節加飛礬一撮尾礶煎湯洗淨後用活蚯蚓與藥同搗不乾不濕用麻油調

和穀瘡上用白綿紙貼一日洗一次忌辛辣發物房事

又方　用木香　檳榔　黑丑　班毛　蜜陀僧

防風　甘草　鬱李仁　白朮各等

右藥用班毛糯米炒栗殼色攤在地上收大毒去頭翅足淨

伍錢鬱李仁一半用糯米炒黑色黑丑一半用浮麥炒黑

總為末糯米粉糊為丸如梧桐子大每清晨服用木香檳榔

湯下四十丸候藥行方可食粥忌諸般發氣之物並忌鮮物

房事如見惡物從小便出者用黑荳煎濃飲立効又用

牛膀子炒 川山甲燒灰 各等分為細末空心白酒送下

如聖散 治男子婦人大小諸般風症左癱右瘓半身不遂口眼歪斜腰膝疼痛手足麻語言蹇澁行步艱難偏身瘙疥頭目上攻耳內蟬鳴痰涎不利皮膚瘙痒偏正頭風一切諸般風症及蛇犬咬傷金瘡敷之無不應驗

川烏 草烏 蒼朮各四兩 真石斛五兩 川芎 白芷

細辛 當歸 防風 麻黄 荊芥 何首烏

全蝎 天麻 藁本各半 甘艸五兩 人參二兩 兩頭尖二兩

右為細末每臨睡服五分或用温茶調或酒少許亦可切
不必多飲服藥後忌一切熱物並發物服後有熱麻是見驗

乳香黑虎丹

治諸風寒濕骨節渾身疼痛立驗

蒼朮一兩　草烏一兩　五灵脂一兩　羌活一兩　當歸一兩　川芎一兩
乳香一兩　自然銅醋汁又次一兩　白芷一兩
右為細末酒糊為丸如梧桐子大百草霜為衣每臨睡温酒服五七丸忌熱物並面食切勿多服見驗如神

秦桂丸

治婦人無子百發百中神方也

秦艽　桂心　杜仲　防風　厚朴各三分　附子生

茯苓各兩半　白薇　乾姜　沙參　牛膝　半夏各一兩

人參一兩　細辛一兩　右藥十四味碾為末煉蜜為丸如菉荳

大每服三十丸空心米湯送下未效再服數丸偶有孕便不可服

仙方三補丸　治大補諸虛百損不問老少有疾皆能應驗

破故紙一兩陽紙炒令香熟　白茯苓一兩去皮　沒藥一兩用無灰酒浸　右藥酒浸如餳糖樣再

煎二味為末藥酒打糊為丸如梧桐子大每二三十丸空心熱

水送下此藥昔有人服至老容顏較少破故紙補腎茯苓養

心血沒藥養血三者製以君臣輔佐自然身安

治黄腫水脹推車丸

白麵一两　明礬一两　青礬一两　右三味同炒赤色醋煑米糊為丸

每服三十丸黑棗湯送下

又黄腫方　三稜醋煑　莪术醋煑焙乾　蒼术米泔浸炒　厚朴姜汁炒　陳皮各一两

甘艸半两　青丸一两　右藥為末次將青丸同糯米粉和研作糊

為丸每服五七十丸米湯下忌豬首雄雞鵝牛羊等物即效

神效散　專治疔瘡發背腦疽乳癰附骨疽一切無名腫毒諸

般惡瘡楊梅結毒成漏等症痛者服之不痛未潰服之立消

已潰服之即愈將危者服之得活立見神驗
用羊角一个去肉外煅灰存性以為灰好酒送下重者三二个
楊梅結毒以又个應驗如神不可盡述

黄腫方　治男婦積滯浮腫

皂礬男用（醋煮乾）　平胃散另　膠棗二斤去（皮核）　右藥前三味用棗搗成泥入皂礬肉和為丸如梧桐子大每服三十丸空心臨睡溫酒送下

水腫方　治追虫取積其藥一服見效

檳榔另　黑牽牛另　右為末每服二錢用蜜湯調下三五次腫自消忌鹽醬生冷一百日　虫積用砂糖水空心調下

治小兒急慢驚風　一粒硃砂一片雪（即輕粉）七箇殭蚕三箇蝎

不問驚風與慢風　服時須用生人血（即乳也）右藥先將蚕蝎

二味入鍋微炒取出待冷再將硃砂輕粉各研為細末以乳

拌藥抹小兒口內立效

小兒珍珠丸　治小兒吐瀉驚風食乳不消肚脹潮熱咳嗽急

慢驚癇痰等症　南星　半夏　滑石　輕粉各乎

巴荳（二十四粒去皮水一盞煮乾為末另研）右為細末糯米粥為丸如黄米大每服三

歲已上喫十五丸三歲以下服十丸食後（用葱白煎湯送下微汗出即效）

烏藥順氣散　治男婦一切風氣四肢骨節疼痛遍身麻痺手足癱瘓言語蹇澁脚氣膝酸軟婦人血風胸腸脹滿遠年近日一切加減從之

麻黄一兩　橘紅一兩　烏藥一兩　姜蚕　白芷　甘艸

桔梗　乾姜　枳殼炒各一兩　右藥用葱酒水煎服

脚膝遍身浮腫加　牛膝　五加皮　獨活　腰痛加　杜仲　茴香

遍身痛加　官桂　當歸　乳香　沒藥　胸腸脹加　枳實　莪术

脚不能牽動加　射香　羌活　防風　手足不能伸加　續斷　威靈仙

左癱右瘓加　當歸　天麻　白蒺藜　婦人血氣加　防風　薄荷　荊芥

疔瘡形症

拙醫為傷寒在諸風之上瘫瘓在雜病之先此病重大急切然論疔腫又在瘫瘓之前其勢急切甚矣但江左少見此病醫者不以為事病源不可不知其千金方列證既不能究其源亦不能散有一種麻子疔肉上起皰如黍米色稍黑四圍微赤多癢忌食麻子二曰石疔皮肉相連色烏黑甚硬肉陰微痛忌瓦礫磚石三曰雄疔皰以黑黶四邊皰漿起有水出黃色大如錢孔忌房事四曰雌疔頭稍黃向裏黶亦似火四圍皰漿起如錢孔心凹赤忌房事五曰

火疔狀如湯火燒灼瘡形黑色四邊有皰㿀起如粟米（忌火礦之物）六曰
爛疔色稍黑有白點瘡潰有濃水流出瘡大小如茶匙（忌沸熱物）七曰
卅六疔瘡形黑浮起形如荳四圍赤色俗名炮（忌嗔怒悲恨）八曰蛇眼疔
頭黑皮上浮生形如小荳狀自蛇眼体硬（忌惡眼看）九曰鹽膚疔狀如
匙四圍皆赤色有黑粟子（忌鹹食）十曰水洗疔瘡形如錢孔瘡形白
裏黑黶出汁硬（忌食葷小渡河）十一刀鐮疔形如薤葉長一寸而肉黑色燒
爍與陽呂可藥治（忌刀針炙）十二浮漚疔瘡体曲圓長如㵎薤肉黃外
黑刺不痛黃處刺之刺痛十三曰魚臍疔肉上皰起搐之不

破此乃十三症初發必先痒痛刻四肢寒冷沉重頭痛心驚眼花重者嘔逆寒熱口燥脣乾爲麻疔始末唯痒所錄者不可犯、即难治浮漚疔杜瘡無忌亦不殺人　夫疔瘡之初生人多不覺生於頭面手足肚脅腰腿之間亦無定處三日必發寒熱如雷速至頭痛不可忍其痛稍異於尋常之症偏身尋認其瘡如有小瘡身患亦不全即是疔各有所同而其形狀各别亦不同猪疔形圓而小口上有油（油）羊疔形長色白○○牛疔形圓而小瘡口無油○狗疔形長或带尖色赤

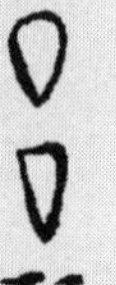驢馬疔其狀三角頂上有黑點根赤色以△或凸要知此瘡非特牛馬羊驢豬狗之毒所致宿水不潔飲之生疔豈屬中，有人汗食之亦生疔又有氣疔鬼疔形狀之不一也然治之法則一瘡色緩來一日瘡有頂皰色小白二日色大白三日色微紫四日真黑色急五日微青紫六日深青大紫七日色黑其狀有如魚臍又如炙瘡之狀乃攝聚急之候也瘡症有應如生疔之別處肉上再生一小瘡即是有應可用針挑破瘡四圍有赤腫多生者謂之滿天星飲食如常頭痛

身熱手足濕瘡症出其應別處肉上其瘡四圍其赤腫疔盛

渴欲飲水　飲食不進　頭眩眼花　臥床不動　眼白

睛癡不轉　唇舌青色　腹痛甚者有内疔　手足冷其脉

桃紅散治般疔瘡雖有惡症六脉俱絶死者此藥皆可轉生

蟾酥少許　信石少許　蟬蜕三个去翅足　蜈蚣一条　斑毛三个去翅足　血丹半

風化石灰研入砂鍋盛之瓦片蓋好將炭火煅二時辰取出

右藥各製同研極細爲末將指甲刮葱白皮内涎調藥先以

荷葉針々破瘡口可深粒末入疔瘡有紅線路可隨紅系路

斜下針如瘡在腦上可斜下針如在腦下可斜向上下針蓋
瘡毒喜趍心故下針亦隨毒氣行也針後有惡血須令其出
盡為妙再將蟾酥一粒畱在瘡口後用前蔥涎所調之藥數
上用冷水浸溼紙二三十重貼在藥上如早晨貼致晚覓瘡口
揭去紙水洗去用玉紅散摻瘡口有數日疼痛只用玉紅散
摻瘡口過二日又用蔥湯洗淨其症甚重雖危但能用針破
瘡口入蟾酥又以桃紅散貼上即可保其回生至於瘡口作
痛不忍雖然不必憂此非疔毒乃藥信作濃故尔痛也

可採芙蓉桑擂碎敷瘡四圍散其血勿令血潮日夜各換一藥先瘡後上藥但疔瘡初發必發寒熱身疼此乃毒氣在表當出汗而解自沸湯主之老年人孕婦不宜出汗可用挑紅散拔毒為要

五發歌　發眉發鬢并發頤就中腦後最為危五處腫難得理須憑妙法向前醫此病均然夭其壽還須用藥及明醫繞覓即卜服宜瀉藥熱渴痛不移治療貼膏拔濃水飲食得進漸輕微得令所以天降命猶如枯木再生枝

雄雌疔

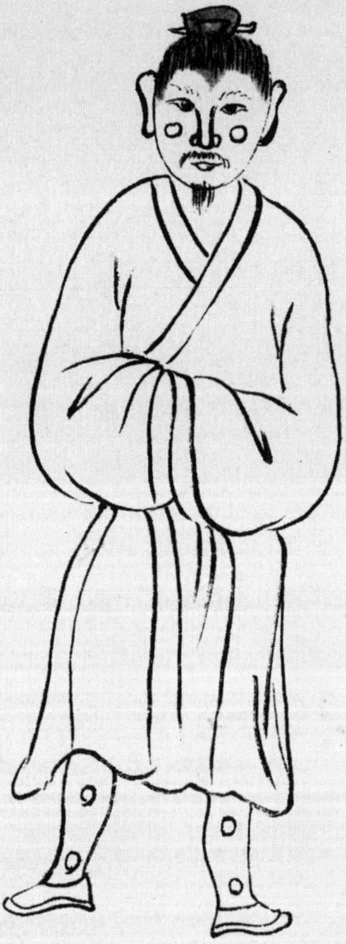

此雄疔不問以面手足肚脇腰腿之間亦無定處雄疔皰頭黑黶四圍仰瘡皰漿起有水出色黃如錢忌房事　雌疔以稍黃向裏黶亦似灸瘡四边皰漿起如錢孔心凹色赤忌房事鮮物須症用藥走黃不能救治

腎俞疔

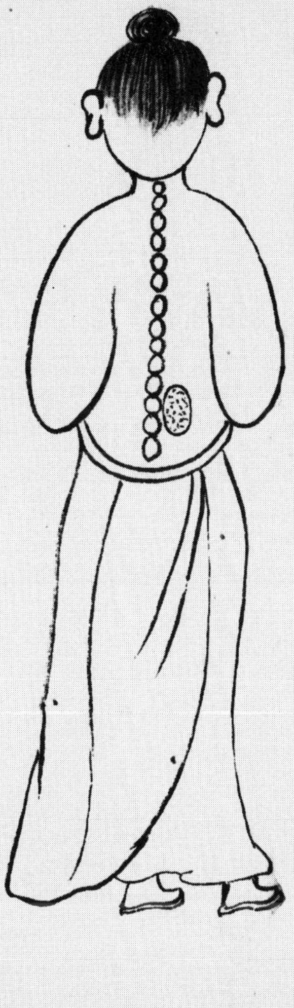

此症腎俞所發因飲熱酒或行房事怒氣所受故得此症發者可治發即出膿雖猛惡膿血可治瘦發於陰者傷於腎其膿稀者為虛症則難救治不可療也

滿天星

對臍瘡

此瘡其疔生之於外別處肉上再四圍有小瘡即是弓應可用針挑破護瘡四圍皆赤色腫痛瘡頭多者為滿天星飲食如常頭痛身熱手足溫

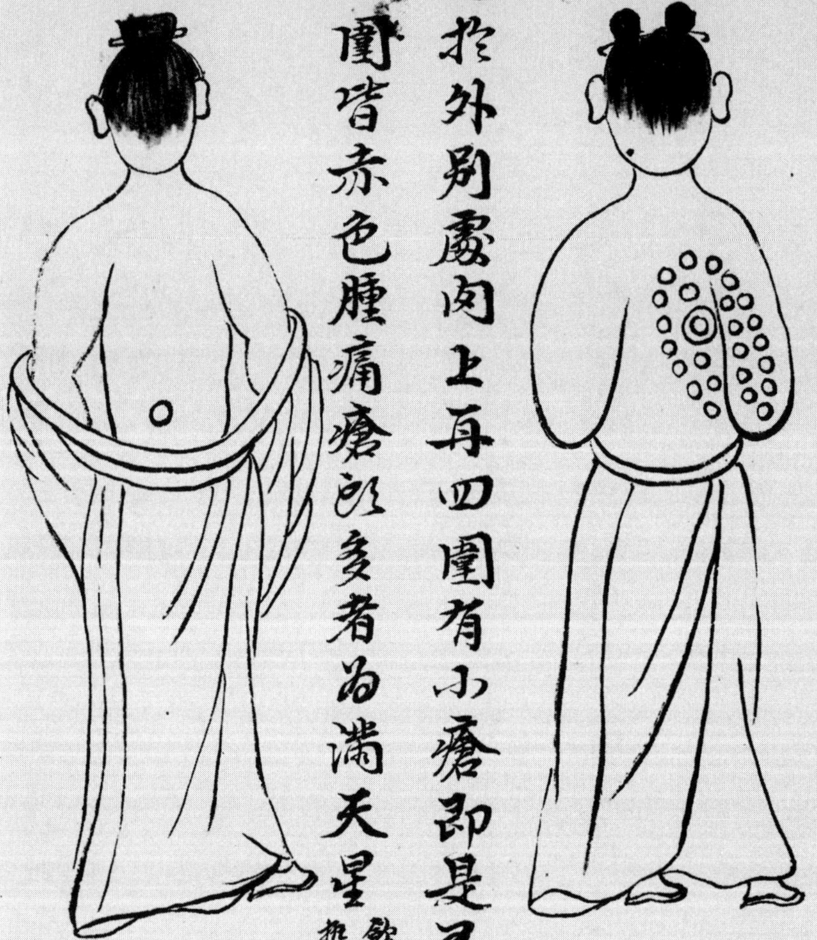

此症對臍發之外可治如入內邊攻腎則不療氣入內傷腎無救如出濃血水尔無方如此多不治也

魚口瘡

此瘡名為魚口瘡在嘴邊其色小白飽色大白可用海馬拔毒散拔出惡血反濃水無方也

虎鬚疔

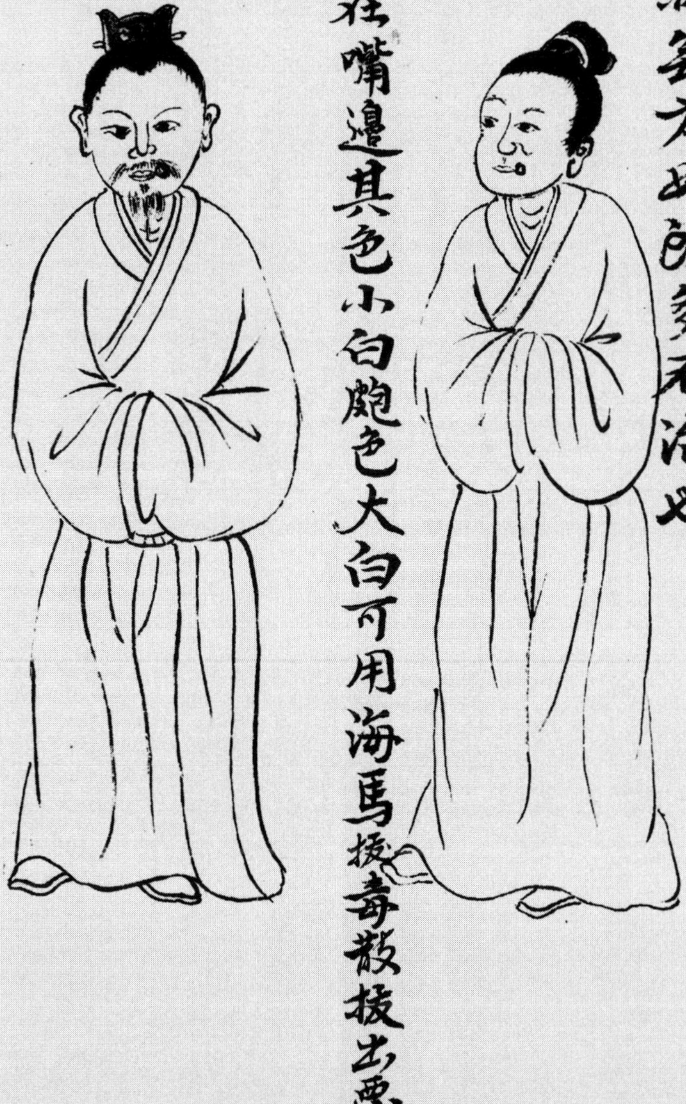

鬢疔倘有紅糸者急宜斬斷處所用蟾酥用針挑破將蟾酥一粒放在口上如面部皆腫即不能救

鬢疔

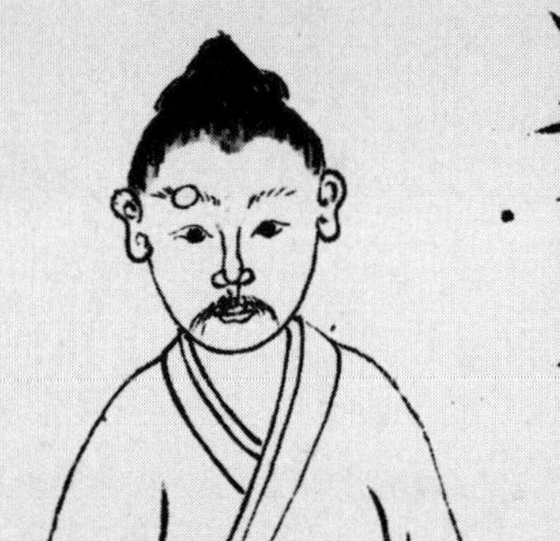

此疔發之於眉上連太陽穴腫急服追疔湯當歸飲走馬散上用吸筒拔出瘡根如不去其根走入髮內通腫万不能治

臉骨瘡

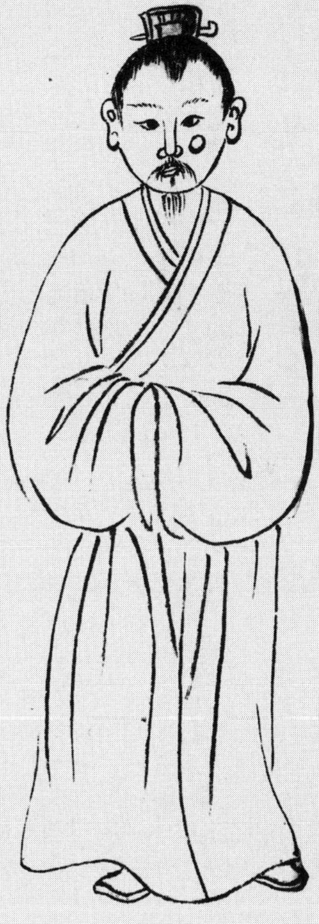

淵腋瘡

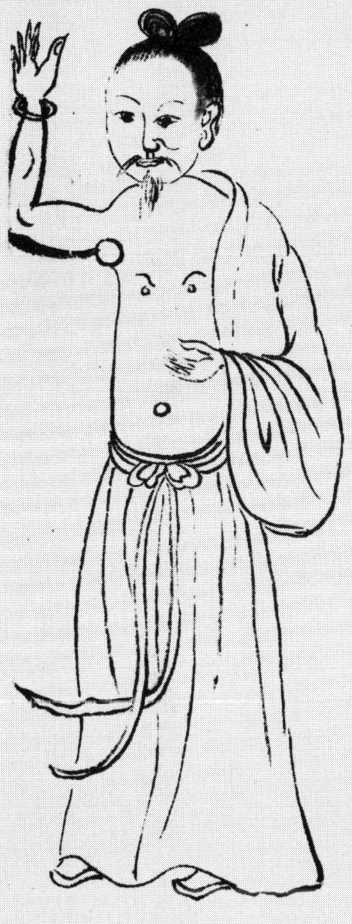

此症如猪疔形圓而小瘡口内有油牛疔形圓而小瘡口内無油狗疔形狀三角急去其根如嘔逆刻难治用藥先去其毒不去毒即不能治也

此腋下疮腫宜急早療若不急攻穿肩背腫毒入内傷即無救矣如有寒氣所結不痛通軟者数日後寒化為熱所以即潰久必成淵腋之漏久不能乾也

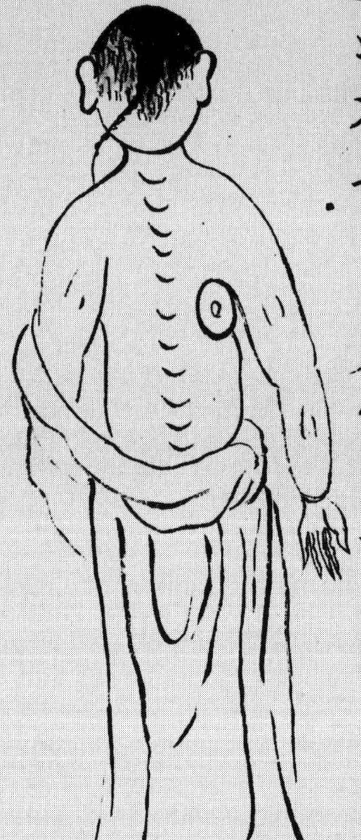

此腸下氣結疔或鬼疔腸疮疽腫毒皆系心根毒氣入内傷必难療治療發於外可治内毒氣系肝肺必致不起先服行藥去毒氣後用内托千金散流氣系詳治之如不急治必致無救

腎癰發

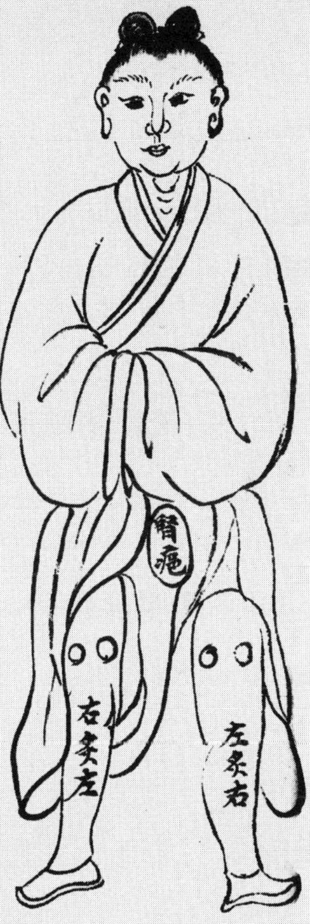

此症腎癰陰囊下小小圓形即為懸癰通腫即是膀胱氣一壘極大者為陰囊子脹為懸癰陰囊上腫痛能作濃腎癰即不出濃子脹皮色不变此乃膀胱腎经感寒湿邪氣犒腎陰之经絡至血氣凝滞寒湿氣不散為病也

前服托裏散　車前　木通　滨竹　牽牛　何首烏　脚連

後用內消散生肌定痛敷之再將膏藥貼又用流氣飲可也

飛絲蛇眼疔

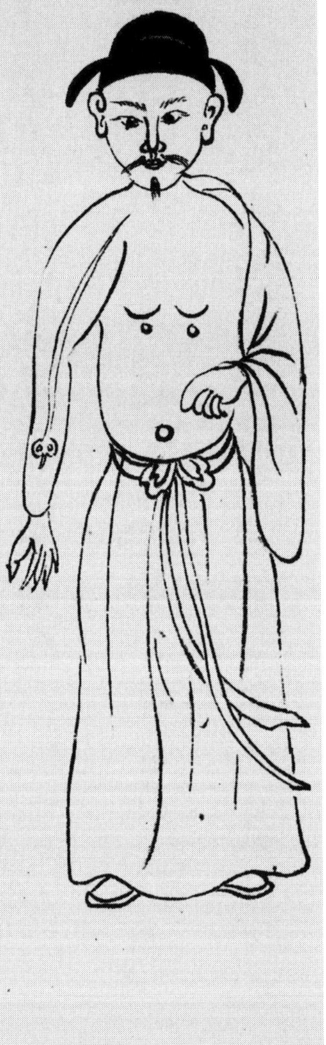

此腫蛇眼瘡以黑皮上浮形如小黑豆大如蛇眼躲大占硬有絲者此為飛絲瘡上紅絲路用刀刺斷勿令其攻心攻心刻不治用敗毒散飛龍奪命丹

浮漚疔

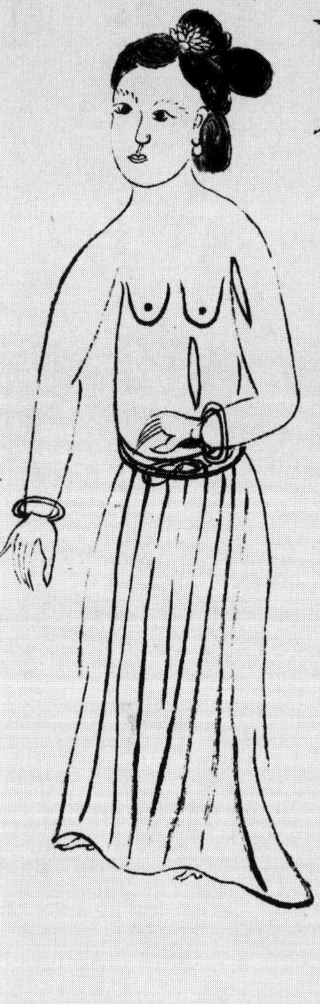

浮漚疔其躰圓長如瀾蕹菜者多内黄外黑〻處針刺不痛内黄處刺

刺痛渴喜吃水飲食不進則眩眼花花若吃水是根必死不曾飲水可治用

藥貼傷玄取出疔子服追疔奪命丹雄黄丸方可

坐馬癰

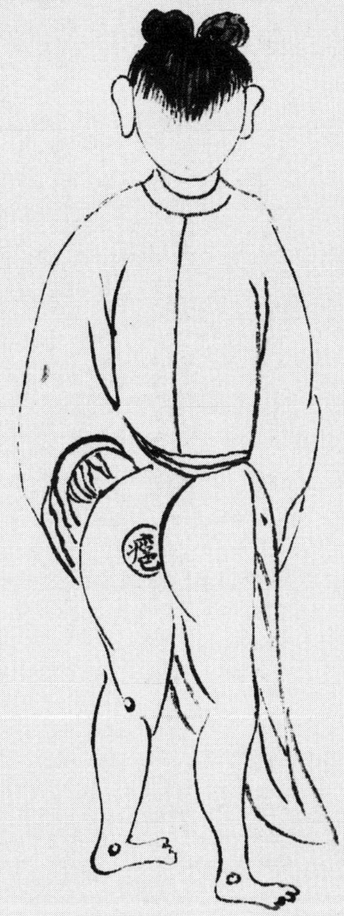

此症大便前小便後坐形在左右兩邊即成痔漏瘡深淺詳察其証若坐馬癰

不宜毒入腹可用千金散托出方可治如入復内膿出必無治矣外出即可治參酌用藥前

服走馬散敗毒每用内托千金散
夫九漏形疹皆瘰癧於項腋之間發作寒热其根在臟腑千金
所叙雖名九漏其症名更多狼漏根於肝得之憂怒鼠漏根於
胃得之食鼠物毒螻蛄漏根於大腸得之食菓蜂漏根於脾得
之飲流水有蜂毒蚍蜉漏根於腎得之食中蛴螬漏根於心得
之喜怒哭泣浮蛆漏根於胆得之思慮瘰癧漏根於腎得之新
沐髮轉脉漏根於小腸得之驚卧失枕此等症因文義不明未
知所始若以理明較之怒根在肝氣鼠毒在胃食瓜菓在大腸

通俗易曉如轉脉因驚根當左胆却云左腸浮蛆因思慮根當

左脾却云在胆瘰癧因沐髮亦不當腎名義不通似难考據又

況哭泣浮蠐螬之名思慮對浮蛆之名此尤不可曉也其外更

有風漏冷漏蝎漏蟻漏蜣螂漏蚯蚓漏蝦蟆漏等名不同皆出

於俗命名耳难以考據治法觀其未著於肌肉而外為膿血者從

本末可使針之灸之傳之角之從其所因宜通本藏皆有成法

千金又決死生反其目視其中有赤脉從上下貫童子見一脉一

歲死二脉二歲死赤脉不下貫童子可治雖有是證之病者少

有此症尚难考據此乃三陽傳諸陰經若本臟發必有是學者知之

背井發

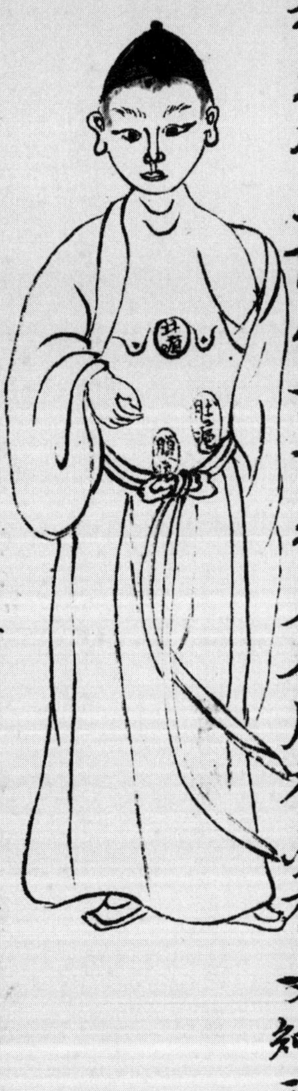

此症發於脊者名疽狀如豆大三四日起若不早療即下於腹入腹則不治外發可治內發傷腹故难以救主死无疑

對心發

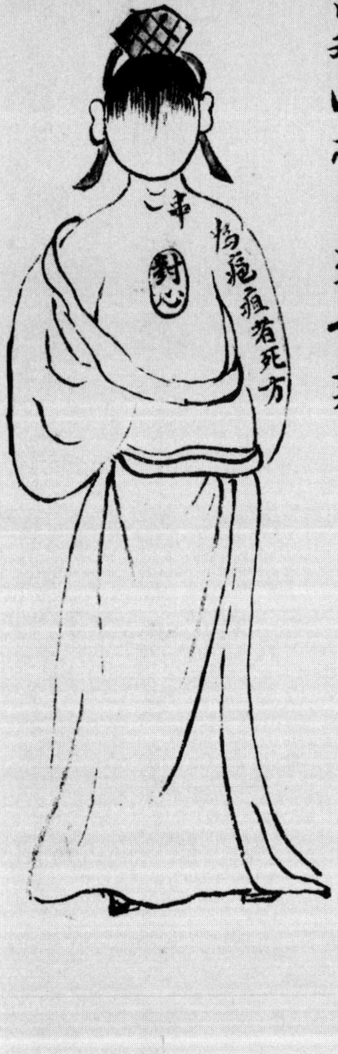

此症對心發因心火盛而熱〻則毒氣攻於此處防其走急用蘇心火之藥解〻然後以生肌藥則愈發背如黑不黑即爲陰用 艾葉 雄黃 硫黃各等三味全煑半時候温敷之後再取煑敷數遍若痛可治如不痛轉黑色則不能治也

乳〻癰

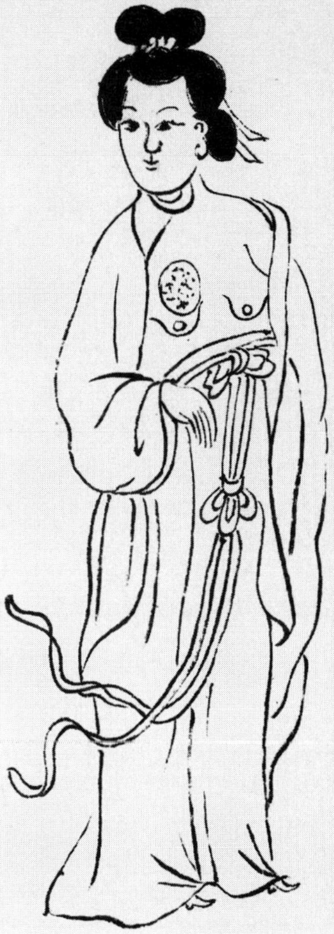

此症乳癰有兒者名爲外吹如有孕者名爲內吹乳可急治用藥敷散不然濃出即用生肌定痛藥可效乳勞之症不宜用針恐傷房縫則死要識其症瘡口紅者如房因傷而壞也

急服藥數之不生肌者不治生肌者可治前服復元通氣散流氣飲又蓄花石榴發婡瘂婡

癧不可治三十上下者可治四十外者宜早治用煎劑敷藥倘無生肌者則不能救

瘨瘤

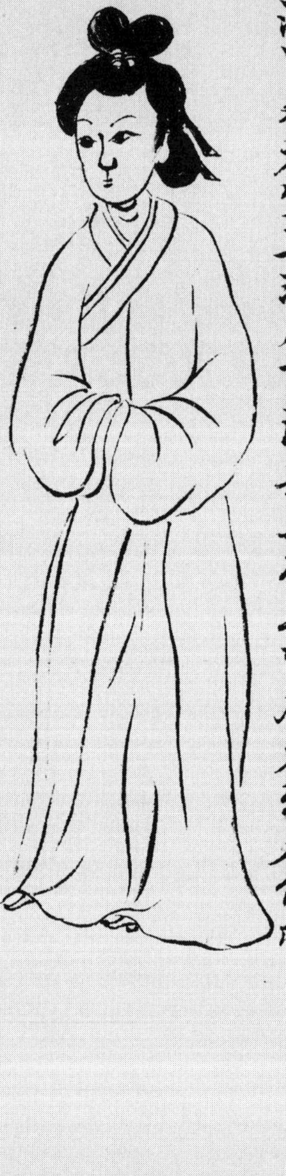

但瘨瘤發於陰户內腫起痛不可忍危急之症速用通藥行三五次為度如發兩边户內者為痱瘤

同前治若不急治即致殺人如過の五日即令透濃血初起用赤葛根生姜一塊仝搗爛敷

熱酒服之汗出為度淨敷患處可也

手足發

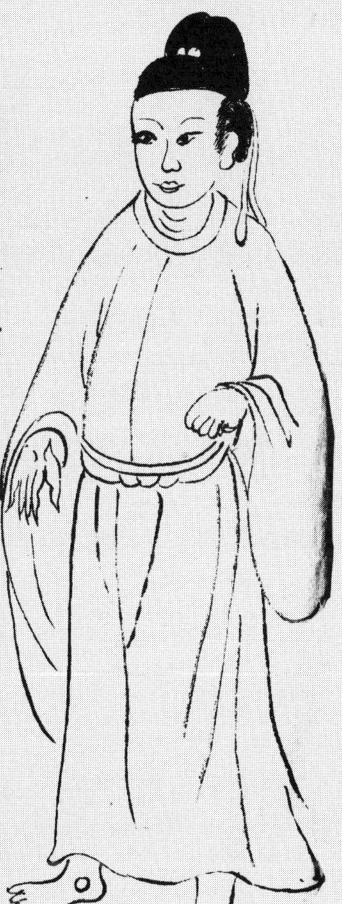

此症發於渴發於足指名曰脫疽其狀赤黑者死不赤黑可治若發於中指兩邊腫鬧有眼門即是蛇頭既如在手心中發起既多者此為朱心疔發時痒者不走治其毒氣攻心刻不能救手足背全治法前用追去其毒次服心大可解之用追疔奪命湯解

人面瘡

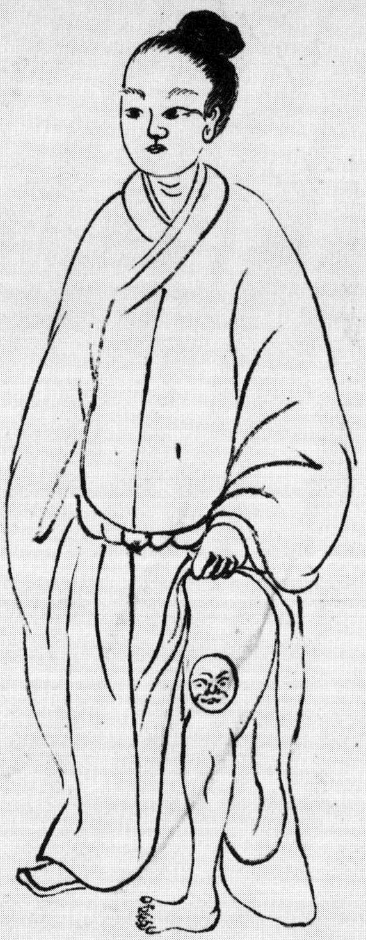

此症皆是冤業所發急宜作善改過前非訪明醫治方可解須在發真誠懺悔然後用藥或能可救用 善參丸 二十四味流氣飲 生肌定痛散 仙方隔紙膏將生肌散塡在瘡口內便能見功神效

附骨疽

附骨疽与白虎飛尸歷節風皆相類歷節風則走注不定白虎飛尸痛盛按之則便附骨痛深按之無益但白虎飛尸亦能作膿着骨而生及其腐潰碎骨出盡方愈如是附骨飛尸總是一病但淺深不同耳又俗名風熱病附骨疽必有骨出者宜拔毒熱不可當宜五味蓮麵漏芦之屬當先溫腎如灵宝膏乃神藥唯在針烙淺深刺之拔其毒根則易愈也

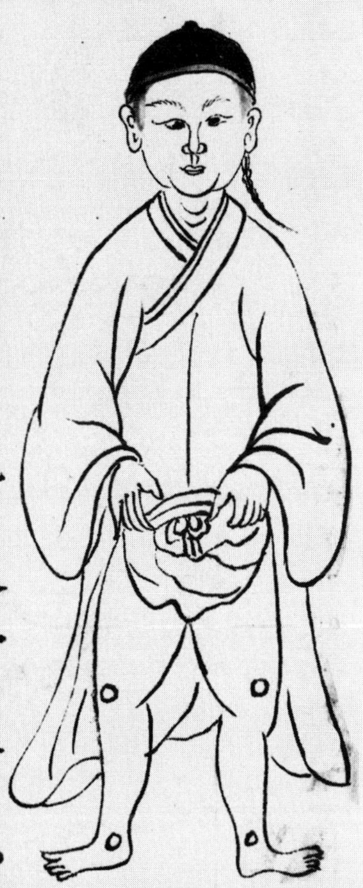

背乳發

此症蜂窠發於背乳之间乃心火熱盛故用踈心火之藥治之遲則熱氣攻心則無救矣

鬢際發

此症發在鬢内如連面部通痒不治如發在外可治如荳大用針挑破入酥子在内將膏藥貼之

外用流氣飲

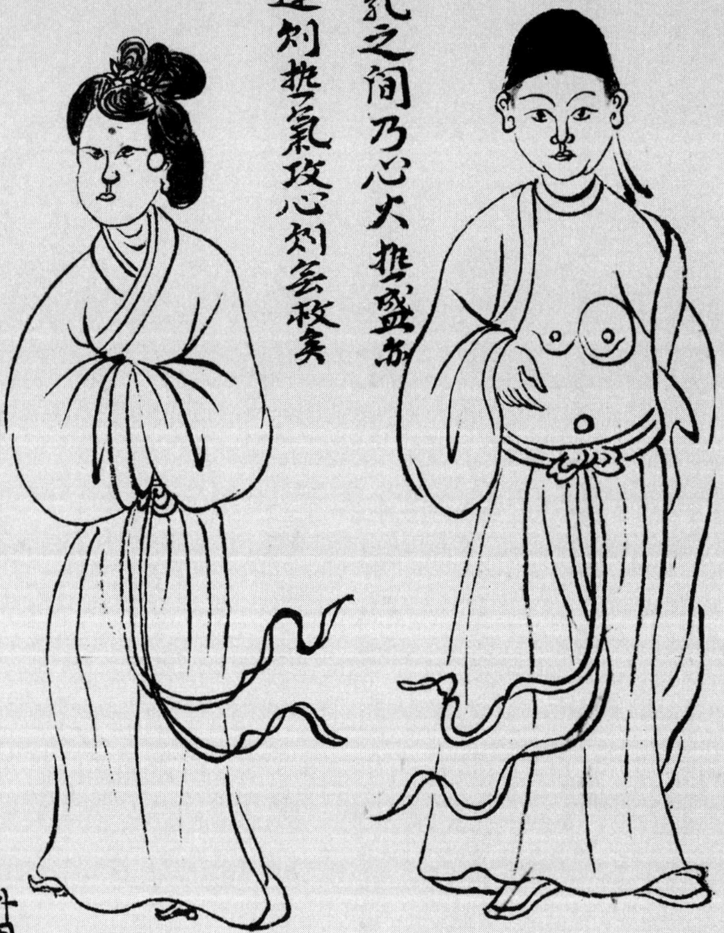

頸邊發

此症於頸後兩邊左右鬓内生者急宜治之如核急宜取去

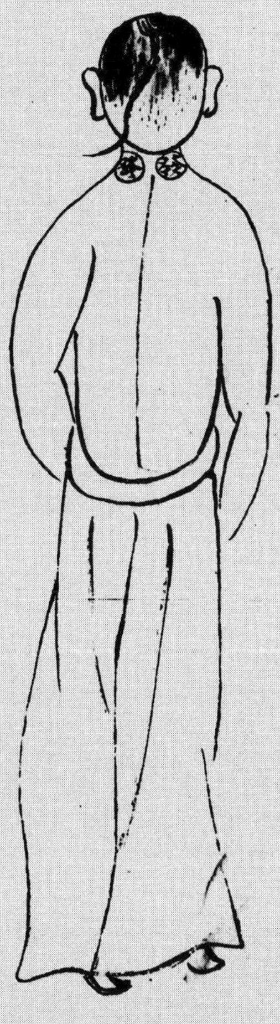

瘰癧瘡

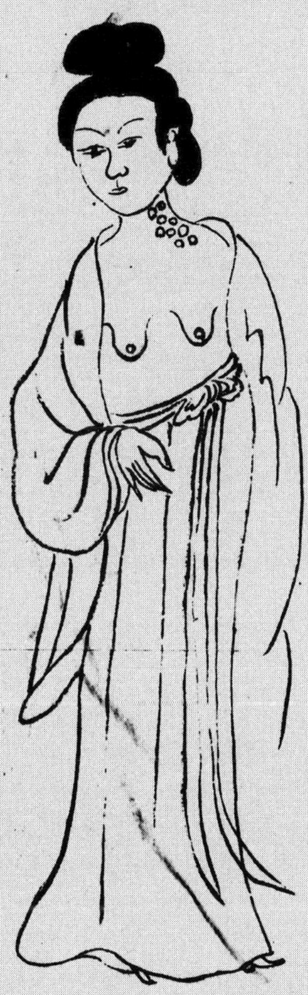

此瘰癧瘡偏生一个及大穿肉出膿血必傷人也有雄癧可灸之医方瘰癧初起時尖突腫根脚常白色硬癧尖處常紅赤色腫硬疼痛寒热口乾劳倦飲食減少如未破即用内消如破若有恶核急宜取去但初生者可用火灸頸項上酌諒治之母鷄癧纍纍數个如念珠一般在項下成其串氣癧則散

腦疽發

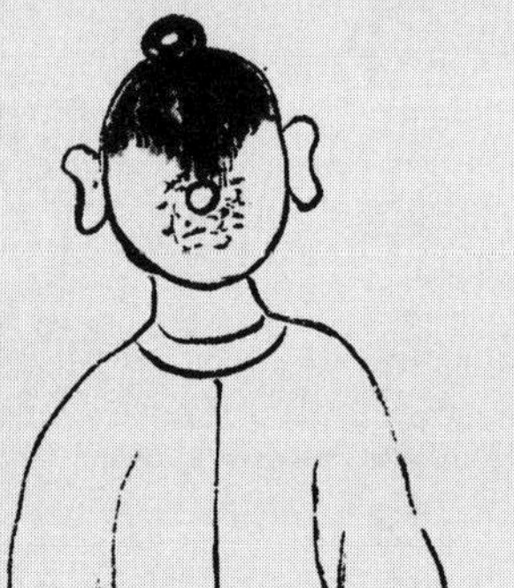

此症在腦疽者热氣上攻於腦皮膚作頸初發如黍米四圍赤腫硬連於耳

单雙蛾方

黑芝蘇三米　熟占米十八粒

土牛膝根不拘多少合搗汁

放入鼻內男左女右

外科症治神方

提要　羅夢曦

内容提要

《外科症治神方》，不分卷，清代新安醫家程耀明輯，是一部收録中醫外科治療方法的著作。

一、作者與成書經歷

程耀明，生卒年不詳，根據書中未對『玄』字避諱，推斷其可能為清末至民國初人士，歙縣人，自稱為清代新安名醫程敬通玄孫，耀明為其字。關於其生平，地方志、史書均未見載。《珍稀中醫稿抄本叢刊•新安卷》載有其整理的《滑伯仁先生脈訣》一書，另據《安徽博物館書目》，程耀明尚整理有《摘選外科雜症》一書。作為名醫程敬通玄孫，家學淵源，究心於醫學方藥、證治的整理工作，不難理解。

二、版本

《外科症治神方》現存抄本，成書年代不詳，現藏於安徽博物院。全本共一册，四眼綫裝，開本尺寸縱十九點七厘米，横十八點一厘米，無版框。正文半葉十至十二行，每行字數不定。正文第一頁有紅色、黑色陽文印章各一，其中紅色章印有『程敬通玄孫字耀明醫室』字様，黑色章字跡不明。正文第七頁、第十六頁右下角各有『程耀明仝男恒川藥劑』紅色陽文印章一枚。

本書自抄成之後，未見其刊行本。

三、基本内容與構成

《外科症治神方》共設條目四百二十六則，多以治療病證為名，如治跌打方、治流痰無名腫毒、治諸瘡疸惡毒初起灸法等，亦有以方劑命名者，如蕪湖吉祥寺百益藥酒方、八仙膏、金不换神仙膏等。多數條目下均詳細記載藥物組成與劑量、功效、使用方法等内容。根據内容，全書大致可分前後兩部分。前一部分自原書正文第一頁至第九十七頁止，部分書頁書口中央位置有標識病證或劑型類别的文字，如藥酒、跌打、膏藥、瘰鬁、腫毒等；部分標題上方標有供區分層次類别的紅圈符號，為作者標注還是後人標注，無從考證；本部分配有多幅圖式幫助説明正文内容，如原書第二十二頁、第二十三頁分别為金不换神仙膏前身、後身貼穴圖式，較為詳細、準確地標注了敷貼穴位的具體位置，使人一目了然。後一部分自原書正文第一百一十三頁至第二百頁止，條目連續記載，分類不明晰，書口未有標記。兩部分内容中間空缺頁面，穿插有其他筆跡所載條目。由此推斷，此書當為多人共同整理完成。

四、引用文獻

《外科症治神方》篇幅不大，其所載治法、方藥未列出引用文獻出處。

五、學術特色

（一）主論外科，涉獵廣泛

中醫外科歷史悠久，歷代在醫事制度上的病種分科變革較多，加之外科專著所收載的疾病範圍亦有差别，因此，傳統外科疾病範圍劃分界限並不明確，其劃分的主要依據是病位在體表，也有發於臟腑而於外表局部有形可征，或需要以外治為主要療法的疾病，包括瘡瘍、肛腸、皮膚、男性前陰、乳房、外周血管疾病、癭、瘤、岩，口、眼、耳、鼻、咽喉等部位的疾病，以及跌撲閃挫、金刃損傷、水火燙傷、蟲獸咬傷等。

《外科症治神方》中較為全面地記載了跌打、瘰鬁、腫毒、瘡瘍、痔漏、蟲獸咬傷、刀傷、燙傷、牙病、眼病、耳病等外科病證的治療方法。本書除記録外科病證的治療法則外，對於內科、婦科、兒科等疾病治療方法均有涉獵，尤以後半部分為多。如治胃氣痛方、治盜汗方、治大小便小腹熱結不通方、治傷寒加減方、咳嗽煎方等，屬於內科治方範疇；生化湯、救難產妙方、赤白帶兼治胎冷方等，屬於婦科治方範疇；治小兒痘後有痘疔方、治小兒瀉痢不肯服藥方、五積餅治小兒疳積食積肉積氣積冷積腹脹、治小兒口不開方等，屬於兒科治方範疇。值得一提的是，書中還收載了諸多養生保健方法，如蕪湖吉祥寺百益藥酒方、百勞遺精壯精骨養血藥酒方、八制枸杞延年種子卻病烏須方、芙蓉玉面嬌容方、五仙助腎丹、烏髭固齒方、上寶美髯丹、擦牙固齒明目散、煉茯靈法、烏須黑髮仙傳藥酒方等，亦蘊含『上工治未病』之意。

（二）病證結合，重視分期

中醫藥學強調辨病與辨證相結合。所謂辨病，就是辨識疾病發生、發展的規律，辨證則是辨識疾病當前的內在本質。中醫外科學亦不例外，《外科症治神方》在病證結合、辨證論治方面為後來學者做了較好的示範。

書中對於外科疾病的記載具體而翔實，如對於『瘡』的記載有約八十條，包含鬁瘡、楊梅毒瘡、臁瘡、血瘋瘡、坐板瘡、螞蟻窩瘡、蟲瘡、垃圾瘡、臉瘡、肥瘡、疥瘡、鵝口瘡、對心瘡、癬瘡、膿窠瘡、凍瘡、魚口瘡、漆瘡、口瘡、舌瘡、刀瘡、痔瘡、疳瘡等，因病因、病性、病位不同，治療各有差異。在辨證論治方面，由於外科疾病多有局部症狀可憑，易於劃分不同的階段，因而中醫外科學尤其強調階段性辨證，即分期辨證。《外科症治神方》中即較為顯著地貫穿分期論治的思想。如在腫毒的治療中，就有治諸瘡疽惡毒初起灸法、腫毒出膿方、諸般腫毒收口敷方、治腫毒潰後長肉生肌收口方等。此外，書中亦有依據病症加減用藥的範例，如治療發背的千金內托散中，就有『後藥看症加減用』，如熱盛加赤芍、山梔；如冷加幹薑、肉桂，去前藥黄芩不用；如嗽加款冬花、杏仁；如虛加白術、附子、熟地；如腫加五加皮、大腹皮、大吉皮；如有風加荊芥；如有痰加貝母、天南星；憂慮傷心病複加天冬、阿膠。秉承了仲景『隨症加減』和『辨證加減』的靈活用藥之旨，對臨床多有啟發。

安徽中醫藥大學　羅夢曦

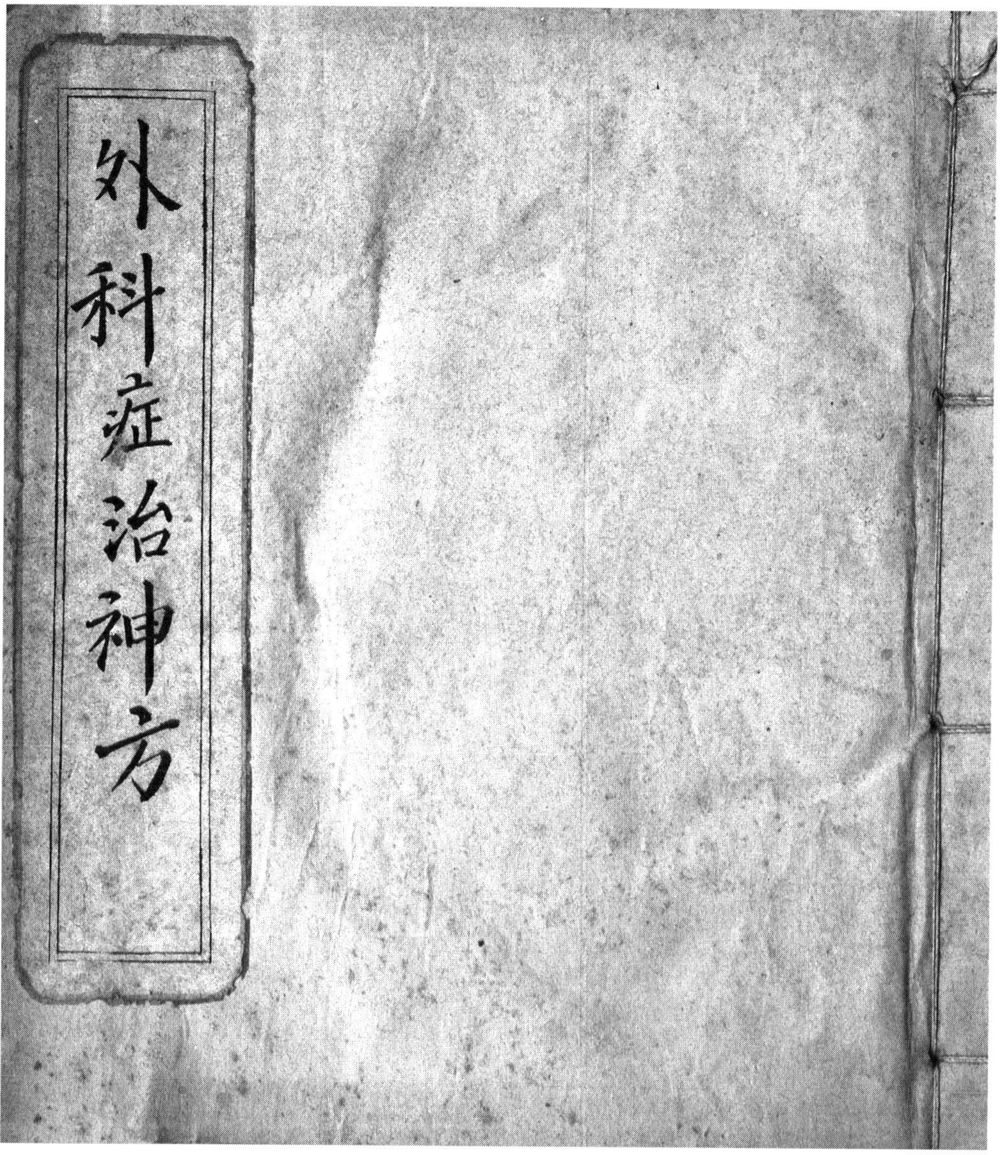
外科症治神方

〇〇〇燕湖吉祥寺百益藥酒方

双白皮 五加皮 地骨皮 兔絲子 地蘖木 海風騰

鎖楊 蓯蓉 黄芪 当歸 枝子 黄芩 白芍

赤芍 虎骨 知母 杜仲 川連 茯苓 陳皮

防风 防己 木通 白朮 生地 熟地 牛膝

木瓜 連翹 川芎 井少 紅曲 蒼朮 首烏

柴胡 香附 羌活 草烏 紅花 獨活 青皮

苡仁米 丹皮 以上各等分兩藥用好生酒要須好的

煮三枝香為止再加真正好米燒酒壹伯斤將藥

藥酒

酒仝二處过一七听用為妙

史國公藥酒方

川萆薢弍兩　虎脛骨弍兩炙酥　晚蚕沙弍兩炒　枸杞子五兩　川牛膝弍兩

干茄根捌兩蒸　油松節弍兩槌碎　蒼耳子四兩　當歸叁兩　防風弍兩　熟地弍兩

川羌弍兩　鱉甲弍兩炙醋　秦艽弍兩　白朮弍兩土炒　杜仲叁兩　其藥為細此。

更妙用好酒廿斤將藥先浸酒内一日封口煮好埋入土

内三日去火再開坛取酒不可面对坛恐藥力沖眼目

每日飲二三鍾可也　每日空心吃下午吃勿另藥力斷續其効如神

○○百劳遺精壯筋骨養血藥酒方

五加皮弍兩　牡丹皮乙兩　地骨皮乙兩　生地黄叁兩　何首烏乙兩　天門冬五錢

大防风一两 川续断一两 栢子仁叁钱 牛膝一两 麦冬五钱 伏神五钱

枸杞五钱 羌活五钱 白芷五钱 川芎五钱 乌药五钱 天麻五钱

泽泻五钱 当归一两 杜仲一两 熟地二两 山萸肉二两 用好生

酒拾斤 行火酒弍斤 用绢袋盛之入坛内煮一炷香为度

入土七日取起不时听用

〇〇治天阴雨落腿痛方

当归 生地 秦艽 肉桂 牛膝 杜仲 茯苓 防风以上各壹

川芎五分 甘草叁分 土茯苓一钱五分 水煎临熟时入酒少许仝服妙

盖煖再煎服

藥酒

〇〇浸藥燒酒方

当歸五錢　枸杞弍兩　杜仲五錢　熟地弍兩　茯苓乙兩　山藥乙兩
砂仁叁錢　沉香叁錢　五加皮乙兩　白豆蔻叁錢　木瓜乙兩　牛夕叁錢
共為粹用袋盛之好燒酒拾弍斤浸一二七所用能治百
病

藥酒

○○○治跌打方

烏頭四分 桂皮五分 丹皮乙分 青木香乙分 紫荊皮乙分 小茴香乙分
五加皮四錢 以上藥所見分两切見火焙晒乾為細末看人吃
虚弱者吃三四分 壯者五六分 重傷骨者加土鱉三分 肉桂三分重者五六分
心苦者常服三四分用水酒吃碗盖暖為妙提吃不得多者
所發狂

○○○治跌打損傷筋骨疼疼痛應驗如神方

当歸乙刃 木瓜乙刃 首烏乙刃 熟地乙刃 加皮乙刃 井中乙刃 紅花乙刃
虎骨五錢 川芎乙刃 杜仲乙刃 山藥乙刃 牛夕乙刃 秦艽乙刃 陳皮乙刃
以上藥十四味共一方用好生酒拾五斤煮三炷香早晚吩服

跌打

○○○治跌打方　先服此藥後服前酒藥

核桃錢叁　蒲黃錢叁　洋糖錢叁　麥芽錢叁　紅花錢叁　木瓜錢叁

虎骨錢叁　黑料豆每芑一粒各樣研碎用無根水一大碗

生酒一大碗煎好外用木瓜一个打碎煎水洗澡再服

藥出汗為妙

○○治跌打損傷止痛方

歸尾　乳香　沒藥　赤芍　五加皮　紫荊皮

用生好酒半碗水碗半煎服出汗

○○又方

用土鱉虫拾多个搗爛生滾酒冲服蓋煖出汗辟尽

○○又方

用草藥名落得打尋一大把搗爛滚酒冲服要好生酒盡醉出汗

○○打傷未破方

用真麻油四兩 頭髮一團洗淨 黃占乙兩 生鷄子一个去殼

先用砂鍋入油并髮炙乎煎枯為度去渣再將黃占放油攪勻放地上退去火氣用旧棉絮攤敷上患處干了則换之即止痛三日全愈

○○又治跌損重傷腸內積血驗方

大黃五錢 當歸三錢 共研细末酒煎服血從大便而出

跌打

接骨

○○接骨草

草烏　自然銅　當歸（酒洗）　血结　乳香（去油）　没藥（去油）　半兩錢（各等分）　将自然銅半兩錢火煉七八次醋淬自下末復研極細與前藥同一處如跌打損傷必接接入原孔竅同用桑樹皮縛定然後服藥每服五厘重者七厘燒酒送下盡量飲醉如損皮肉用葱湯洗遂為妙比良方也秘之上身飯後服下身飯前服

○○又傳前方歌

訣秘傳賣売散其妙不可說乳（香）半兩錢當歸與血结草烏自然銅没藥無去别病上食前服病下食後吸走馬或

踰墻諸般傷損折此藥是仙傳庸人物易洩

七厘散 治跌打勞力受傷吐血皆可治之

骨碎補三錢 自然銅三錢 乳香三錢 沒藥三錢 硼砂三錢 血竭三錢

當歸三錢 川大黃三錢 土鱉三錢 尾炙

共為細末每服三分酒調下盡量飲蓋被出汗即愈

跌打

護心丹方

凡臨事或向官府前恐懼膽戰心悸服此可定
用木耳芽燒干黑為末入硃砂并白蠟等臨时
入糖少許調酒吃下即膽壯心定矣

○○○八仙膏 治一切無名腫毒瘡癤驗過屢効

白芷五錢 川山甲七片 巴豆仁乙伯廿粒 木鱉子十四个去壳 紫背天葵五分又名兩頭尖

蓖麻子乙伯廿粒 乳香三錢去油 沒藥三錢去油 比二味各研細末後入藥內

以上藥只除乳香沒藥後用餘藥全蓖麻油一斤入鍋內熬

候藥渣黑色用絲棉濾去渣再熬至滴水成珠連

鍋放涼地下再將飛過黃丹八兩入油內拌均復一下于火

上略煅取起冷溫再入乳香沒藥拌均听用其打油須用

老槐枝倘有七葉黃荊根加三錢全熬更好

○用夾如連四帋打生桐油晒干好取攤膏藥用尚好

膏藥

膏藥

○○膏藥治腫毒癤子流火血瘋瘡

白芷兩　大黄兩　生地半　赤芍半　連喬半　防风半

蒼术半　牛夕半　歸尾半　大风子肉兩

乳香兩　没藥兩　此二味去油研細末另加

用蔴油弍觔將藥和油一熬枯為去渣再熬滴水成

珠入血丹二十二兩滾滾登起温冷再入乳香没藥拌均成

膏听用　滴水成珠起白烟下血丹

〇〇〇金不換神仙膏

專治男婦小兒不分遠年近日五勞七傷咳嗽痰
喘氣急左癱右患手足麻木遍身筋骨疼痛腰
脚軟弱偏正頭疯心氣疼痛小腸疝氣偏墜跌打
損傷々寒濕脚氣虛痢走氣痞塊男子遺精白
濁婦人赤白帶下月经不調血崩兼治無名腫毒
瘰癧臁瘡誤服輕粉致傷筋骨疼痛变為毒
瘡大如盤或流黄水或流膿血遍身臭爛不能動
履者貼此膏永不再發

川芎　白芷　生地　熟地　當歸　白术　陳皮　蒼术

膏藥

膏藥

香附　枳殼　烏藥　半夏　青皮　細辛　知母　貝母
杏仁　黄連　黄芩　黄栢　梔子　大黄　柴胡　薄荷
赤芍　木通　桃仁　玄參　猪苓　澤瀉　桔梗　前胡
升麻　麻黄　牛膝　杜仲　山藥　遠志　續斷　良姜
甘草　連翹　茵陳　地榆　防風　荆芥　羌活　獨活
苦參　殭蚕　天麻　南星　川烏　草烏　巴豆　芫花
蜈公弍十条　桑白皮　何首烏　金銀花　益母草　兩頭尖
五棓子　白蒺藜　大風子　川山甲　蒼耳頭七个　五加皮
威靈仙　白鮮皮　藁本　青楓藤
桃柳榆槐桑楝楮枝各三中枝。再各樣一枝。每五六寸長。再內熬油。

右藥共柒拾弍味每一味用五錢各要好藥切為咀片用蔴油拾弍斤先浸藥在内夏浸二日冬浸半月方可熬膏藥煎至黑枯色為度用亭布一方濾去渣布上再綠棉一斤兔渣走下將油秤秤如有油拾斤加飛過黄丹五斤如油八斤加用黄丹四斤派定再將油以微火再熬至滴水成珠得好再下黄丹為度成膏畧冷些再加細藥攪匀下黄丹時必須要將油連鍋登起放地上冷些些再下黄丹無有失悮　細藥開後

乳香　沒藥　血竭　輕粉　朝腦　氷片　射香

龍骨　海螵蛸　赤石脂

膏藥

右細藥㕷味各叁錢研為極細末入膏內成時待膏

看穴

藥用磁器家火收盛任用

凡五勞七傷遍身筋骨疼痛腰脚軟弱貼兩膏肓

兩腎腧兩三里穴

凡痰喘氣急咳嗽貼肺腧穴華蓋穴膻中穴

凡左癱右瘓手足麻木貼兩肩井穴兩曲池穴

凡男子遺精便濁婦人赤白帶下月经不調血山

崩漏貼兩陰交穴関元穴

凡赤白痢疾貼丹田穴関穴

凡瘧疾男子貼左臂女人貼右臂

凡要痛貼命門穴
凡小腸疝氣貼膀胱穴
凡寒濕脚氣貼兩三里穴
凡偏正頭風貼風門穴
凡走氣貼兩章門穴
凡心氣疼痛貼中脘穴
凡胃氣痛貼上脘穴
凡一切無名腫毒瘰癧臁瘡楊梅瘡頑瘡跌打
損傷痞塊不必尋穴貼患處即愈
曲池在肘後曲肘

膏藥

穴尺寸

章門穴在臍上二寸兩傍各八寸

命门膀胱在後脖下腰眼

中脘穴在臍上四寸心口

膻中穴在正中兩乳平

風门穴在頸傍各二寸

肩井穴在缺盆上大骨前一寸半

関元穴在臍下三寸全丹田穴

膏肩穴在頸下兩傍各三寸

三里穴在膝盖下三寸

三阴穴在踝上除踝上三寸

脖音勃臍也

膻音與祖同

此藥按諸症穴貼之神効惟忌孕婦勿用貼令見火以熱手攤之自軟

戊辰余賑濟宣府因過勞頓肩生瘡疼至不能臥主僧云有黑膏藥貼之神効問何方人即此方也

又癸酉在荆子関散此膏求者甚衆一人心疼欲死貼之疼止

此膏每熬一料可費二三金可活數百人

○○○貼穴圖式列于後

穴尺寸

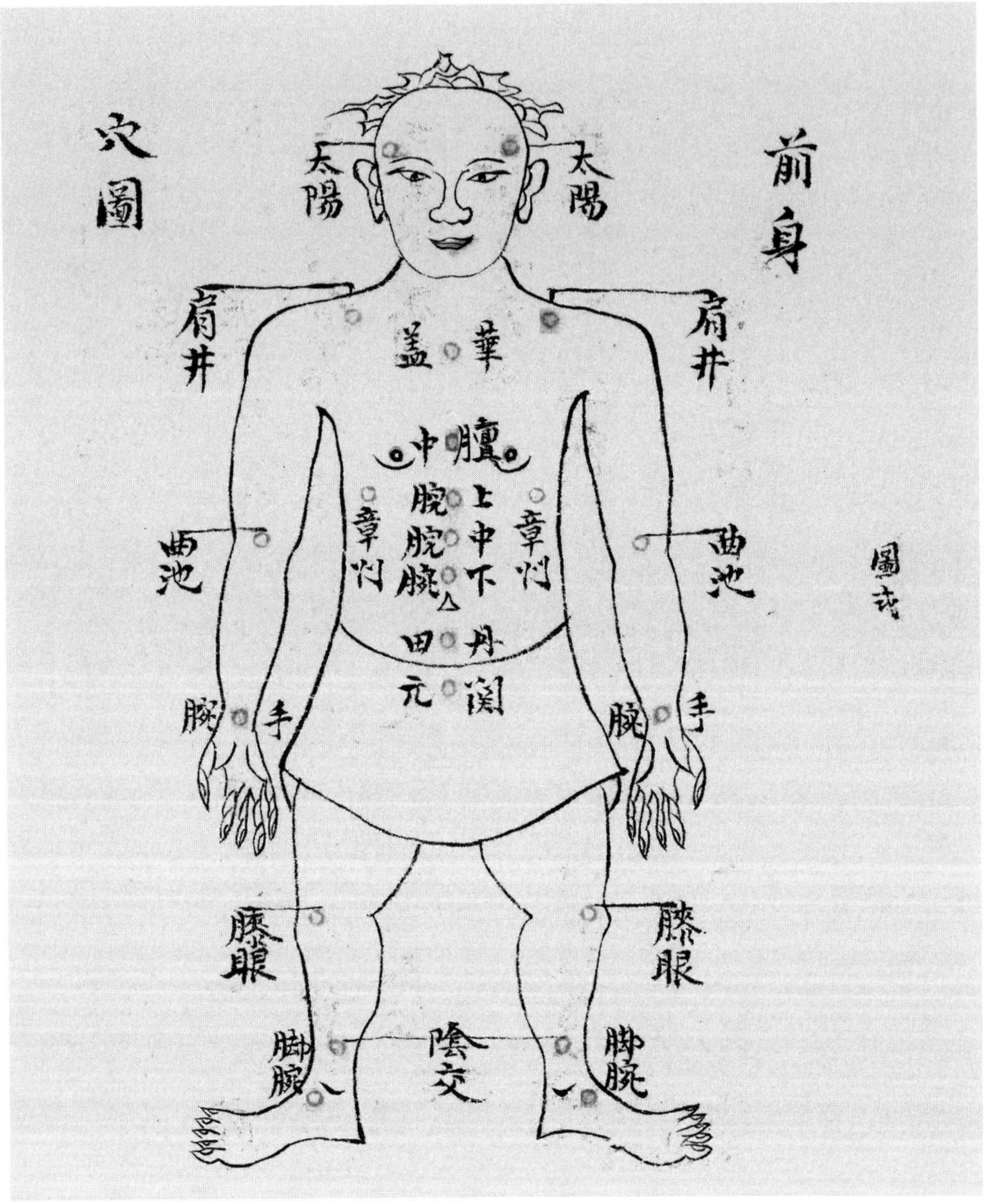
前身穴圖
太陽
太陽
肩井
肩井
華蓋
膻中
上脘
中脘
下脘
章门
章门
曲池
曲池
丹田
関元
手腕
手腕
膝眼
膝眼
脚腕
脚腕
陰交
圖式

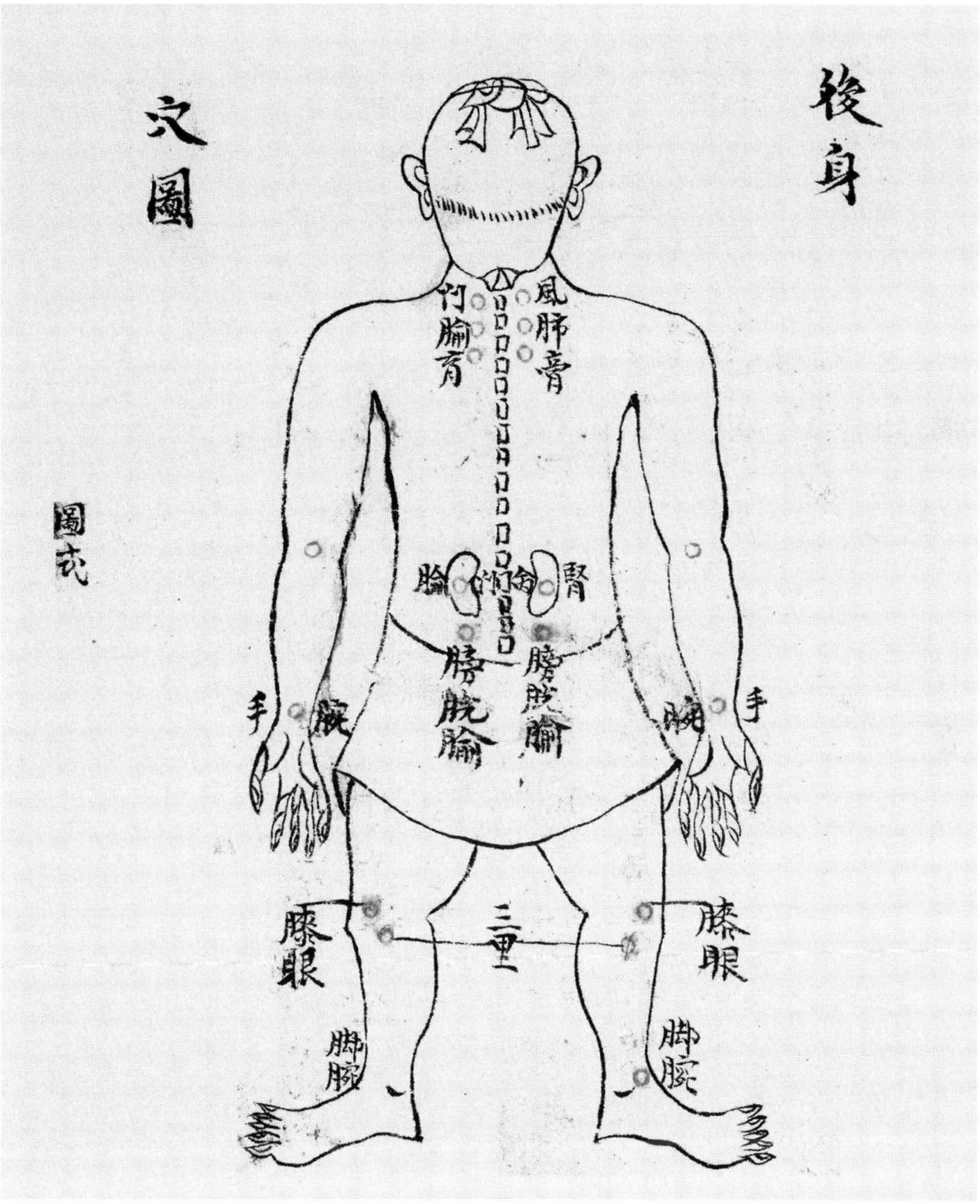
後身
文圖
圖式
風
肺
膏
門
腧
肓
腎
腧
命門
膀胱腧
膀胱腧
手
腕
手
腕
膝眼
膝眼
三里
脚腕
脚腕

○膏藥方

嫩松香四兩 桐油弍兩 先桐油入鍋內再入炉底弍錢熬至滴水成珠再入銅綠乙兩為末松香蔥汁半酒盃齊下油內拌均提起放地下退火所用外加射香冰片

○千捶膏治諸般無名腫毒（天成兄傳）

用銅綠 射香 乳香 没香 松香 帋骨 以上各用壹錢

草蓖子（去殼）一百粒 杏仁一百粒 全捶成膏到黑色為度貼患處

均用搗不可見鐵器

○○千捶膏藥

草蓖子肉一兩 嫩松香半 乳香手 全捶成膏於石臼

里搗千搥成黑色為度，傳油紙上貼毒處，或癤子初起即散，有膿即出，不痛。

千搥膏藥治疔瘡神效，並治無名腫毒

白松香八兩　北杏仁十三粒　建蓮子十三粒

生甘草八分　鳳頭茄枝四兩（肉未核為末）　血丹半斤

草蔴子肉四九粒　蔴油 兩

千搥黑色貼患處

膏藥

千捶膏

汗斑方

用信錢煎水一碗將水紗布一尺吃乾水陰乾有汗
斑處擦上即將奇効如神

狐腋臭

用銅末不俱多少又用銅碌錢共研細末擦在腋內
即好

治立止牙痛

用雄磺錢 胡椒七粒 細辛五分 良薑二錢 蟬酥一分 共為末飯
為丸如黃荳大咬之立効

治牙齒喉嚨疼痛皆血熱之過也可用此方

用山荳根錢 柴胡錢 生地黃 黑牽牛搗碎錢 當歸尾錢
桔梗錢 丹皮 五棓子錢 朴硝 白芍各錢

活石錢石膏錢升麻錢川黄蓮錢甘草錢
用水三中盞二中服煎方將藥分兩當日收功
口眼歪斜方
用南星个四姜蚕个七射香三分共為末用鱔魚血調搽左
病搽左右病搽右其病應驗如神以正為止
廣木香各檳榔各錢大黄各錢黑牽牛各錢炒猪牙皂角各錢
共為末和均水為丸梧桐子大將藥放在缸内搗一
百二卅下再丸晒乾
十二三歲者用錢小孩子痱癩症三四歲者用錢週歲年
邁者用錢　婦人生產污血未行淨腹内作痛者每服
用錢去藥到五更時服直到午後瘀積行淨即用溫
熱米湯即止　一治大瘀塊每服錢番錢後服

一食積起山查湯送下　一治婦人生產每服二錢 全三錢亦可 有胎不可服

一婦人污血砂仁湯好酒送下　一婦人污血砂仁湯好酒送下

一治飲食不過隔每服二錢 肥人三錢　凡服藥者俱要忌葷腥麵食生冷等物

一治葷腥起陳茶送下　半月方妙

一氣惱起陳香湯送下

治腸風下血單方

用白菊花根煎酒吃上好單傳的

治牙疼方 不論風火蟲牙并治神効方

雄黄　細辛　青鹽　乳香　良姜　蓽茄　射香

楜椒　各等分共為細末磁罐盛之所用風牙一擦

即將蟲牙点上無踪極効了了

治瘰癧方　但此方内之土瓜根只嵓寺下街注
全生堂有諸囊此方　桃村方宅朋友送與其餘别
店不識此味藥也　連翹六錢去心焙干　白芨二錢焙干　夏枯草焙干二錢
澤蘭葉二錢炒　漏芦二錢炒　射干二錢炒　沙參二錢炒　土瓜根二錢去皮炒　川貝母二錢焙
以上十味為細末用核桃肉二錢研白用此盞為丸早晨用湯
各送下　每分其不貴不過百數十文之間
上〃内消瘰癧丸方驗过効治好多人秘之不輕傳諸君瓔
馬刀瘰癧熱毒結核等症未潰者内消自愈已潰者即安神効也
每服百餘丸食後臨臥低枕白湯吞下就卧一时妙
白夏枯草十兩　元參五兩　青鹽五兩煅　貝母去心一兩　天花粉一兩　白蘞一兩
連翹一兩　桔梗一兩　當归酒洗一兩　消石一兩即朴消　右為細末以
糊為丸菉豆大每服下

程擢明仝男
恒川纂輯

○○瘰癧方

生在后連及顳頷至缺盆皆為瘰癧手少陽三焦主之或在胸及胸之側皆為馬刀瘡手少陽胆經主之經多氣少血其初生如豆粒或如梅子李子累累相連歷歷二三枚久久不消漸漸長大按之則動而微痛

○○治瘰癧神方

沙參八錢 木通八兩 各咀片將布袋盛之入酒壇內懸胎浸三日四日後以酒罈盛之取生酒盡煎服出汗為度將藥渣服患處每作酒米十實并用沙參丁甚者每沙參加澤蘭葉四兩 沙參能治乳癰加通乳隔藥當人

瘰癧

瘰癧

服此赤竟腫如瘡破用棉紙隔住以桑糟敷之止痛

上妙沙滲出在水边沙地上每堂有敗藥一二个可驗

又名三台草即今所謂沙滲是也

○○痰核未破口神効方

鉄脚威灵仙水洗净煎湯服忌猪肉再用豬子肥

皂去子不用以肥皂搥爛敷患处二日一換爲妙

○○治瘰癧二方

不問遠近年日燒熨已來開口俱服除根永不再發其功

若王道平々漸消漸愈服之見傳之異人壽多矣

先服末藥

連翹八月為細末 芽茶八月為細末 二味拌勻，用夏枯草煎湯，每服調二錢，每日早午晚各服一服，服完末藥，再服藥。除夏枯草即紫背天葵，至夏即枯，如松蒲樣者是。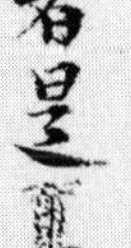

○○再服藥酒方

柴胡 蓬术 吉梗 黄芩 防风 荆芥各等二錢 龍膽草 甘草各等二錢 連翹 昆布各等半錢 烏藤四兩忌鐵用木石搥碎又名老烏藤是也

右藥製淨，拌勻，入好生酒四斤，尾罐盛，封固，湯煮一炷香，埋土退火性。服法照末藥服式。忌煎炒魚面新鮮。

○○又方

槐花一兩炒 鴿糞一兩炒去烟盡 鱉甲煅通紅存性五錢 明雄黃二錢 真輕粉五錢

瘰癧

共為細末用冬米粉打糊為丸如蘿卜子大石比雄黃為衣晒干每服七錢飯後吃白湯送下重者服四兩輕者服二三兩全愈瘡大每日服連喬飲一劑

連喬　吉更　山支　荊芥　赤芍　黃連　防風　玄參　天花粉　牛旁子炒　水煎食後熱服　不忌口惟忌牛肉燒酒生姜雞子

○○秘傳瘰癧神方

硃砂　雄黃　白芷　歸尾　皂角　母丁香　真牛黃　真輕粉　以前六味各用四錢弍分先以歸尾皂角丁香白芷咀碎晒干研末篩細再入硃砂雄黃輕粉同研極細陳晚米打糊為丸如梧桐子大每日服弍分

五厘此藥服之口腫心浮服法每用土茯苓乙斤洗淨猪牙皂角一个水十碗煎至五碗晨午晚食後每服一碗送下此藥五厘不宜多用日用好猪肉乙斤煮爛淡喫忌鹽牛肉火酒不用貼膏藥漸黑方見奇好

○○內消瘰癧未成形未破者神效

吉更两 玄參两 滑石四两煅紅浸七次 粉草两 蜈蚣粉四两煅紅淬石 共為極細末陳茶調服初起用二分次用半文次用来升分各服一七定然除根毒腫者二服

○○○浪篆頭癧瘡效驗奇方

用新鮮飛来䨼藤葉一大把搥爛煎酒服之出汗

瘰癧

酒藥

為度或用乾飛來雀壹斤洗净晒乾些半斤亦可

用好生酒拾斤煮三炷香為度退火食後服上隔立效

又能治漏瘡並無名腫毒若毒生在上食後服若在下

身先服後食為妙搖勻吃三回酒上中下吃一回吃一茶鍾可也

吃再復服五斤煮照神効

○○秘傳瘰癧膏藥神方

白芷四分　白斂四分　白及四分　杏仁四分　柳枝三寸　槐枝三寸　肉桂三分

木鱉仁陸分　以上八味切碎用蔴油四十两將藥先浸三日

隨後用微火煎至黑色用夏布一方上加絲綿一个濾去

再熬火滴水成珠連渣取起放冷些再下黃丹再用飛过

黃丹弍十兩入鍋內炒紫色等油成珠將丹入鍋內為度

成膏離火將冷再入後藥攪均听用細藥列後

乳香二錢去油 沒藥三錢箬皮上烘去油 血竭三錢 射香五分

又將此藥共為細末入前膏藥內攪均用淨水半放于

銅盆內將藥盡傾倒銅面盆內露一宿入磁盖碗盛

之臨時用開水頓化照瘡大小剪油帋攤膏藥听

用其瘡先將茶滷溫洗淨再貼膏藥五日一換日日

必須要用溫燒茶洗淨為妙此方不論遠年近日

潰爛不堪者皆可貼之已潰者貼之拔濃收口初起

者貼上暗消貼時膏藥在熱茶壺上烙開切不可

瘰癧

將膏藥到火上熔再忌食鮮魚蛋子鵝牛肉羊肉豬頭肉雞子素面〻觔發告面食其發物俱忌不可吃為妙此膏神有驗其發物全愈的要隔半年再用可也要戒動氣房事要緊有孕婦人切不可貼此膏藥慎之〻　此第一良方也

○○治痰核瘰癧立効

千金子即續隨子去殼一兩　草蘇子去殼一兩　射香乙錢　川大黃乙兩　陳壁土半　生南星八錢　共為細末用糯米煮粥將末藥用粥搗成錠不用晒乾收有蓋磁碗內所用每日清晨用茶磨搽患處數次即効

○○貼瘰癧膏藥

桐油乚斤　蔴油兩　白蠟一兩　黄丹四兩飛過炒紫色

先將桐油熬三四滾再入下蔴油仝熬至滴水成珠再蠟放油調匀即下丹為度到碗内听用若做膏藥不可用火只用滾水頓化做油帋上為妙

○又方

用槿花根去心浸生酒服之除根秘方神効

治痰核瘰癧並治無名腫毒

用紫花地丁草五月五日午時採來焙干為細末用醋調敷患上可消應効之極

瘰癧奇效方　癧已破俱可效

連翹一兩　沙參三兩　射干三兩　白芨三兩

漏蘆三兩　夏枯草三兩　澤蘭三兩　苦瓜樓即花粉三兩

川貝母三兩

右藥共製為細末，加核桃肉四兩，全藥搗均，用酒疊為丸，每日空心淡鹽酒送下二錢，十五歲以下服半。

此方服幾遍

地龍膏　治瘰癧未破者貼之立消

雄黃　地龍糞　小麥面　各等分共研末，醋調塗之

疽多生於手足故手足乃四臟枝幹瘡之初生
形如粟米明使一點黃泡其皮猶如煮熟紅棗黑
氣侵漫相傳五指傳遍上至腳腳面其疼如湯潑
火燃其形則骨枯筋練其穢異常難解其命
仙方難活故謂血死心敗筋死肝敗肉死脾敗皮死肺
敗骨死腎敗此五敗者雖有靈丹竟喪命而已是
生此疾者死生付於度外倘其今日在內則割痛
則切即此病也治之得早乘其未及延散用藥
髮十餘根纏患指本節墨之邊扎十余轉漸漸腐
之用毒氣攻延良肉隨用蟾酥餅放原起粟瘡
上加艾灸至肉枯瘡死為度次日本指節節黑方用刺

刀尋至本節縫中將患指徐順取下血流不住用金
刀如聖散止之余腫以妙貼散敷之次日倘有黑氣
未盡再用蟾酥錠研末摻之膏上蓋黑氣自退遠上
生膿用玉紅膏等藥生肉護骨完口此為吉兆也
內服藥須用養氣血健脾安神之劑若內外變症
外邪混雜此中可保其三四

其疔生于手足骨節即是脫疽細看用醫

○○○治流痰無名腫毒

用明礬一大塊將蓖麻油点燈一盞座于水上將礬于燈上燒化水内將礬取起晒乾研為細末少壯者服三錢弱者服二錢水酒冲藥服其藥不可口中停留恐妨作嘔先取煮索麵一碗晷冷些吃过藥並酒即將索面壓之免作嘔再將熱酒尽量吃醉用棉被蓋煖出汗即止疼散腫全愈（如腫毒若貼过膏藥就不必服此藥散毒不動）

○○○治奶癰並一切無名腫毒

雄黃七分 硃砂五分 明礬一兩 黃蠟弍兩 上雄黃硃砂明礬（腫毒）

吃藥

三味研爲極細末用銅瓢將黄蠟熔化再將末藥放入蠟中調匀即取冷温用竹筷挑起丸如梧桐子大倘冷放火上烘熱以便好圓每服用叁錢或貳或半可白酒送下諒人身体強弱加减只一方全好其毒即消止痛如出頭亦無大子每日早起下午服兩次毋吃葷腥補点爲妙

○○○治無名腫毒　程龍章翁傳

用芙蓉葉（晒乾抽去筋）　五棓子（炒黄色）　各等研爲極細末用醋調敷毒上留一小口或出頭比藥敷上必乾再將醋搽

上為妙此藥或散或出形

○○○治諸般無名腫毒初起即散用 又傳

澤蘭一錢 澤瀉一錢 白芷三錢 金艮花三錢 耳小節五錢

倘毒在下身加牛夕三錢 用白酒並水各一碗煎至一

碗服之蓋棉被煖出汗為妙其毒重症不過三服

全好也

○○又方

用猪手皂角去子一片 真菉豆粉或一錢 共微妙褐色研極細

末用井水調敷患処肉消若有形貼上速出膿神

效

腫毒

吃藥

○○○治無名腫毒

半夏半　白芷一两　白酒煎服用好酒冲服尽量吃

醉盖棉被出汗止痛自消其藥渣出汗之後吃

此東西再將藥渣仍煎服之全愈

蠟 虫巤

○○○神仙蠟凡丸

治癰疽肺癰腸癰能消毒固臟腑止疼痛護脂膜止漏

漏潰後宜蕪治諸瘡穀瘤痰核三五年者半料即消

不問惡瘡新起亦効

黃蠟一两　白凡三两為末　將蠟煬化再凡末入蠟内調匀為

丸如梧桐子大每服三十丸酒吞下一日服三次諒身体
強弱加減服藥為妙

○○○治腫毒金箍散 陳

大黄 姜黄 白芨 白歛 五棓子 揔各等分為
末用醋調塗上毒處留一小口以便出頭為妙

○○治腫毒鉄箍散 陳

陳蕎麦麺 陳小粉 倶妙黄色 川山甲 炙 黄蘗 五灵脂 赤小豆
妙黄 揔各等分為末醋調塗之毒中間留一小口好出
頭為妙

失稙散

○一切無腫毒疼痛

○用蜜糖　葱二根　燕泥一塊　仝搗敷患處為妙

○又方

用大蒜一片敷毒上用艾圓一个放蒜上灸三壯以爆為度無不全愈

○敗毒散　倲

羌活一錢　姜蚕一錢　連翹一錢　当歸一錢　黄芩一錢　白芷一錢　大黄三錢　卑少一錢　破故帋一錢　滑石一錢　降泄一錢　朱苓一錢　川山甲一錢　生活煎服空心下

○治無名腫毒　又法

當歸　柴胡　枳殼　連翹　角刺　川山甲　牛皮膠

先將川山甲壁土炒黃再將牛皮膠扎碎一条先將一味煎好再將膠各碗內將藥沖服用陳熱壹升好服藥過口為妙

○○敷腫毒經方　如毒色帶青因寿尼湿痰聚的加天南星半夏　打麩炭背敷之第一

五棓子炒黑色存性一兩　牛角尖煅過存性一兩　牙皂四兩　百合一兩　芙蓉葉五兩

共為極細末用醋調敷之其毒中間留一小口防毒出現

○消腫毒引發方

即將真麻油一盃熱温服之則毒不攻心可以緩消

○又方

艾火

用南星為末醋調搽四圍三四次即消藥上用涼水用之

天南星性麻可以止痛

○○○治諸瘡疽惡毒初起灸法

凡腫毒初發小點一二日間急以大蒜切一片如錢貼其毒

中心安一小艾團燒灸之三五壯乃止其形狀比錢大以黃

捍餅攤泥全貼毒上恐先乾處灸之或有兩處先乾皆

灸五七壯為度 餅貼毒上先乾者是頭

○○鐵箍散 治陰瘡腫毒初起已未成膿及腫痛不可忍者

當歸 白芨 南星 連喬 黃柏 黃芩 大黃等分 血竭 龍骨少許

十一条

蜈蚣火煅 共為細末醋調敷毒上四圍其毒必散

○○虎骨散 治門瘡初起已未成膿痛不可忍者

草烏 獨活 白芷 干姜 桂枝 南星 土烏藥 當歸 牛膝

川烏 何首烏 天花粉 各等分 研為極細末醋調敷之即消

○○又方

黄栢為末用豆渣拌匀敷毒上即消為妙

○○又方

草烏切片炒 為細末醋調搽患處即愈

○○手生丫指方

通草為末以雞蛋調之塗患處當日即消

腫毒

藥針

凡用藥針毒先將棉帋浮水上濕之貼毒上

先乾者是穴以揩將藥搽毒上是穴為妙再用如前背極痛者也是穴

神授代針散

硼砂戶皮尖半錢 巴豆去油半錢 金毛狗脊半錢 白信一錢 枯凡一錢 白丁香乙錢

共為極細末用磁罐盛之用時將膿茶調点于毒上半

日即有口出現

九龍神火針 毒初起紅腫硬如鞭底無名腫毒用此火針爲妙

硃砂一錢六分 射香五分 冰片二分 硫黃四錢 沉砂一錢二分

先將硃砂沉砂研極細末再將冰片射香全前二味研為

極細末再將好淨硫黃入同瓢內煬化傾到入末藥

内即攤薄切于半粒米大如腫毒將此藥一粒放
毒上以米、貼燒之其毒即散

○○透膿散 治一切癰疽腫毒內膿已成不穿破者

用黃芪四錢 川山甲一錢炒末 川芎三錢 當歸二錢 皂角刺一錢半
用水二碗煎至一碗隨病前後服入酒一杯服之毒
膿即出

○○退膿捍方 即痛疽也用

真象牙五錢銼末 射香二分 草麻子肉五錢 輕粉五分 搗為末
用綿紙為線拖桐油再將藥拖上論毒倘黃水膿搗
不乾用此藥線打進不痛若打進痛則止為妙

腫毒

透膿捍退

○○又方

萆麻子蒂将油煎炒吃常用則膿捍易吐出為妙

○○腫毒出膿方

用蚕蛾咬破蚕繭擇大的一个燒灰調酒服即出形奴

繭多用的則口出多切記不可多用繭口首用一个

◎◎治疮痰湿流注丸药方

陈皮四两　甘草四两　防风　荆芥　干松　三柰各等乙两　茶脑乙钱

香附三钱　厌肚乙钱　雄黄乙钱　白芷贰两　栢叶一握燋炒　小麦二合炒焦

共为末米为丸如梧桐子大用甘草汤空心送下五六十丸

外用防风荆芥汤洗患处为妙

◎◎治一切无名肿毒十人十効验过极妙　惟流注加独

何首乌忌铁器　当归酒洗　赤芍炒　木通去皮　乌药　羌活姜汁炒

白芷不见火　木瓜　生地　甘草梢　枳壳面炒若恶心姜汁炒　大茴炒

以上十二味水与酒各一中煎服　若热极加大黄一钱

肿毒

流注

〇〇諸般腫毒收口數方〇合後二方用

白芍　生地各四分　丹皮　肉桂　白芷各三分　陈皮

香附各一錢　人參五分　川芎五分　黄芪　白术各錢　歸身錢半

姜一片〇水煎空心温服〇渴加五味十四粒〇發熱加柴胡五分

黄芩一錢〇惡寒加藿香一錢　木香一錢〇煩燥加麦冬一錢

遠志一錢〇有痰加半夏一錢〇小便不利加赤茯　麦冬各錢

〇大便不通加歸身一錢或錢〇泄加厚朴　澤泄各錢半〇隔脹加

厚朴　山查各錢

〇〇洗毒藥方　〇合前方用

白芷　火不見　黄芩　赤芍　羌活　露蜂房　生甘草

苧分為粗末先將全烏公豬蹄乙只用白米一官升
煮擾將汁分作二次澄去上面油併粥將下面肉每
次用藥百同捼於汁中再用文武火煎數十沸
去油淨以舊綿洗淨候乾待藥湯溫洗拍瘡死
肉惡血隨洗而下洗淨訖以綿試乾仍忌風併人
躰氣行經婦人豬犬狗不許入

生肌散 合前二方用

乳香一錢 血竭一錢 沒藥一錢 輕粉 龍骨各五分
赤石脂一錢 硃砂 海漂硝各分
共為極細末 摻上即愈

腫毒

腫毒

治鶴膝疯

乳香去油半斤　沒藥去油半斤　棉花子仁五斤　共為末再加白糖五斤　每服三錢　用木瓜一兩煎水調下先服藥後吃飯

此藥一日做三次吃盡為妙神効

治鶴膝疯冷疯凍氣

生姜一斤　葱一斤　二味搗汁熬膏涼如再入水膠三条煎收如膏退火再做膏藥貼患處効

敷腫毒經方　如毒色帶青因尼濕痰生

用癩蝦蟆一个生剥皮乘热貼諸般腫毒之上敷对口之類更妙

◎◎諸瘡腫毒方

用甘草節　金銀花　各等分煎服効

◎◎治暑月癤毒

用槿樹花一把搗爛敷之最妙

治瘋氣方

用草烏　故紙　當歸　甘草　四味用燒酒浸四日夜露宿用熱

水燉熱服

治腫毒潰後長肉生肌收口

乳香五分　沒藥五分　兒茶五分　龍骨一錢　象皮一兩

共研細末上瘡口

治偏正劉口初起血患乳紅腫

用沙糖煅熱不時塗之立消

生化湯

当歸二錢　川芎一錢　乾姜五分　桃仁十粒不可用多　甘草五分

前服若惡血已行腹痛已止去桃仁

治小兒痘後有痘疔者神効良方

珍珠生用為細末　豌豆燒灰為細末　頭髮燒灰為末　胭脂生用（右量疔口次將此）

藥右量疔瘡多少加減為用四味和為一處先用銀簪

尖挑開疔口次將此藥貼入疔內大小瘡皆變紅白色而愈

大凡人家小兒出痘若灰黑頂者十八九者死爲鄉人不識内有痘疔又不曉治法故昔日訪問良醫皆言痘瘡未出全者有藥可表反瘡出後有灰黑頂者爲疔内有瘡大者爲疔有瘡内臭氣者爲疔有疔綫者爲疔亦有數等若依此方治之即有神効 君子傳寫四方貼于街市而共治之則福慶延長子孫保安矣

○○○ 治發背神方

發背居心以手肩上摸着者名摸背以手腋下摸着者名搭背凡行發即痛名悪〻易行發四圍作痒名善〻難治 痛用山鵝鶴（即山棚椒八分）衝倒山（即威灵仙五分）土防已二分以後只用上二味發背皆要土防已治各毒加引經痒加沖倒山發汗後内服千金内托散發汗出烏鵝用小根患在四支用懸須根正躰用正根蕪用引經藥更妙凡毒用針切不宜鎗鍬皮鎗進去

○發背症訣 ◇ 刑如方不治呃逆不治舌短不治見膜〻不治

搭背

○○○経絡上中下搭背　搭背絡式

上中下搭背受在腑六臟憂怒傷于肺経熱氣壅結凝聚成毒也此乃悪症宜先用三香内托流氣飲後用消毒内托飲治之方見于下左右搭均如此用

○上中下三搭背之症

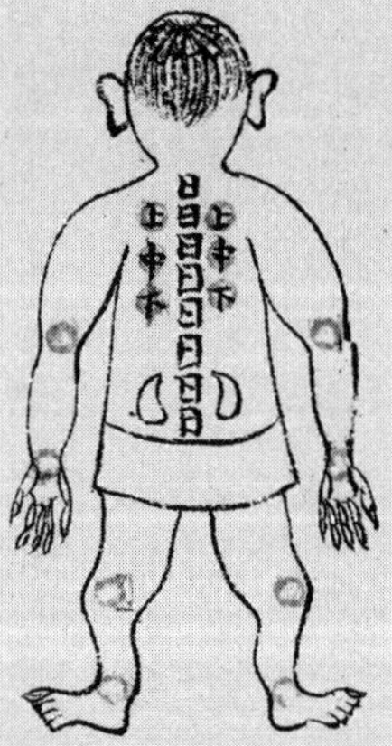

○○○先用三香内托流氣飲

乳香 木香 香附 當歸 川芎 桔梗 枳殼 厚朴
官桂 白芷 芍藥 防風 甘草 紫蘇 黃芪 人參令煎
右作一劑水二鍾姜三片大棗一枚煎至八分通不拘
時服

○○○後用消毒內托飲

人參令煎 黃芪 當歸 茯苓 紫蘇 柴胡 川芎 半夏
芍藥 白芷 羌活 厚朴 防風 甘草 桔梗 枳殼
川楝子 引姜三片棗一枚煎仝前服

○○○敷藥方

天靈蓋七个 稻草一把炙酥為末蜜水調敷中留一小

搭背

頭常以麥水潤之

搭背絡式

○○○ 發背兩頭

此毒因飲酒所致而氣食相關合陰虛而成之其形頭上尖小氣虛而散而四邊散攻瘡口濶大急宜服千金內托飲以補陽也若不早治恐毒攻內成危症也

○ 背發兩頭

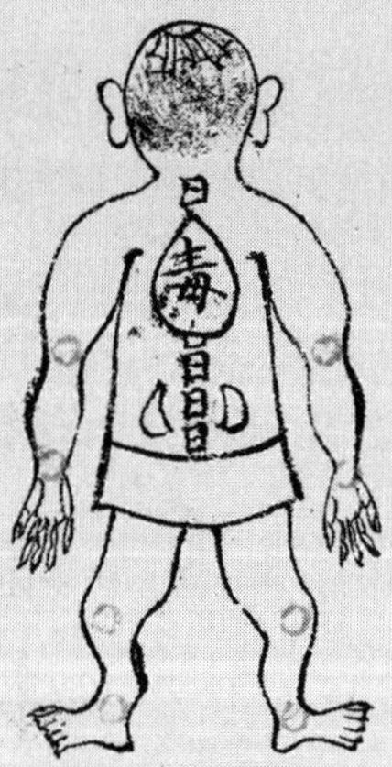

○○○ 先用千金內托散

人參令煎 黄芪 桔梗 枳殼 當歸 防風 羌活 獨活
厚朴 黄芩 甘草 柴胡 赤茯苓 ○右作一劑入
煎服 ○後藥看症加減用
○如熱盛加 赤芍 山梔
○如冷加 乾姜 肉桂 ○去前藥黄芩不用
○如嗽加 款冬花 杏仁
○如虚加 白术 附子 熟地
○如腫加 五加皮 大腹皮 大吉皮
○如有風加 荆芥
○如有痰加 貝母 南星
搭背

煎藥

○憂慮傷心病復加天冬　阿膠

○○○生肌收口末藥

黃丹　輕粉　血竭　乳香　右為細極末敷傅患處

○○○搭背以成症出膿將此膏用筆傅之患處

金銀花枝　千里光枝　栢枝　蒼耳草　飛來鶴膝

以上五樣用水熬成將膏再入水膠三五条成膏

將鉢盛之听凴隨时用傅之為妙

○○治發背腫毒疔瘡不問已成未成但痛者並皆治之

槐花四兩炒黃色 乘熱酒二中將藥煎數十沸去渣熱服之

未成三服即消

○○治發背並毒瘡初起照藥方

川山甲四片 牛皮膠四兩 用新瓦上焙干研細末用酒三碗

調勻從容服盡永無大患神妙

搭背

〇〇〇八寶丹收口方

氷片一分 象皮一錢瓦上炙干存黃色 血結弍分 兒茶三分 沒藥二錢皮上炙黃

乳香二錢去油 輕粉一錢瓦上炙黃色 川栢二錢炙 龍骨弍分 珍珠三分 琥珀二錢

共為極細末听瘡腫毒上均用

〇〇又方

乳香二錢去油 沒藥二錢去油 血結一錢 兒茶一錢 輕粉二錢 象皮一錢炙黃色

龍骨一錢 射香五厘 氷片五厘 人脂甲炙黃听用

共研極細末听用

收口

生肌

○○又收口方

乳香（去油）子　没藥（去油）子　輕粉子　赤石脂（火煅）丫丁　海螵蛸卞　龍骨卞
兒茶廾　血竭廾　黄連子廾　黄栢子廾　大黄子廾　天灵盖子
共为極細末听用先用槐条桑条花椒葱煎水洗净

○○○生肌散方　珠

用孩兒茶子　冰片（五厘）　金箔（五十帖）
共为極細末搽之即收口其効如神不可輕傳也

○○生肌散方

乳香（去油）子　没藥（去油）子　白芨（炒）子　白歛（炒）子　黄丹（飛炒）子　射香（五厘）
共为極細末搽上即愈

○○○生肌散 治一切腫毒爛瘡不收口者神効驗過

黄丹一錢水飛妙過 龍骨四錢火煅 寒水石一錢火煅 乳香一錢去油 没藥錢去油

赤石脂一錢火煅 共研爲極細末調勻每用少許搽上外以膏藥

貼之如乾肉平則去膏藥爲妙此藥加白蠟更妙

○收口方 諸毒可用

鷄肫皮不經水陰干乳浸透晒干研極細末搽患處神効

○又方

用桑樹葉醋煮透以藥貼患處効

收口

○○○昇打黄升丹 治流注恶毒瘰疬百工恶用此药屡効、、

西流黄八顶妙半 生白凡半 煉白凡半 空生一两 手硝半两 以上五味

研末和均放小锅内底上做一块再将圆眼壳打印七眼再

水银一两均放七眼内再用姜汁制碗一只盖于锅上用

绵布条将盐水浸川放缝上再将盐水提黄泥封如如

开缝盐泥水补之不出缝气先文后武火点香两枝为

规再取碗上昇药研末将一半用 加西牛黄七厘半药内

治流注神効均用 仍一半不用牛黄 治各样肿毒神効

白雪千宝丹 治恶毒

盐一两炒干 手硝一两 皂凡一两 明凡一两拌皂全炒干 将四味和均再

昇打

灵藥

入水銀一两仝前藥研不見星星將口壓入内再研不見星星方好再藥入楊城罐内打實用失系扎好再用文武火以五炷線香為度文火三炷香武火二炷香畧冷即好取起

○外用细藥烈于泡

丁香一錢　乳香一錢去油　没藥一錢去油　硃砂一錢　明雄一錢　帰尾一錢

白芷一錢　槐金一两半　牛黄一錢　以上共為細末陳米做飯將麻扎出飯來諒用前藥為丸如蔔子大每服用七厘再用土茯苓半觔豬牙皂一条煎湯送下

○升白灵藥　治楊梅毒瘡用飯糕舂為丸

水銀二錢　白砒一錢半　白凡二錢　牙硝二錢　皂凡一錢半　塩一錢半

共藥以上六末研不見心昇三炷香爲度

○昇紅靈藥 點楊梅瘡

水銀一兩 皂礬一兩 焰硝一兩 三味研均昇三炷香爲度

取藥點楊梅瘡上

○昇紫靈藥 治頑癬濕毒止痛收口

水銀一兩 硫黃五錢 雄黃五錢 硃砂三錢 硝一錢

研勻昇三炷香取起聽用

○昇白靈藥 治結毒痱疽漏化腐去瘰癧主核

水銀一兩 皂礬一兩 火硝一兩半 鹽一兩

共四味研勻不見銀星昇三炷香爲度

昇打靈藥

灵藥

● 昇黑灵藥　治痔消瘤點痔

汞一兩（即谷）　雄黃一兩　硫黃一兩　巴豆肉半　磁石一兩　白礬一兩

火硝一兩　共七味研勻極細末昇三炷香為度

○○○ 治楊梅毒瘡　應驗如神

硃砂　皂凡　明凡　水艮　鹽餅（煉）　牙硝　每樣各伍錢用大傾銀罐一个要火煉過再將前藥研為細末不見艮心放入罐內打實煉乾覆于宋碗內帶条圍罐口再用灰敷其一半留底在外用水火煉度之法昇出白灵藥如霜一樣用占米飯為丸秈米飯亦可其藥過必瀉瀉過再不必吃早晨服或開水或湯或飯裡可服

毋吃葷腥万〻免嘴腫 以上藥六味各等分也合一方可

二人為妙 昇三炷線香

製白粉霜降下 搽治諸惡毒並瘡已潰硬于難底着即用此藥則毒水自出惡肉自化生新長肉

牙硝一兩 白凡甲 水銀一兩 鹽一兩 皂凡一兩六

共用乳鉢將藥研為泥再將水銀全研不見銀星為

妙入大銀罐內打實微火上焙〻〻有聲視紅色為度

先將磚上鋪炉灰一重將磚鋪上一重再將篩過炉灰鋪

磚上灰上用重毛边紙鋪五寸一方將藥罐口向紙覆于

紙上將灰四圍〻〻罐一半留罐底向上〻〻再編一小鐵糸

籠輕〻安上再用硬炭火燒不時用笑資扇吹三炷昇

昇打

灵藥

降下点緑礬三枝先文火一炷香足次武火用火迩候冷去灰掃
取罐上白粉霜所用又用麵糊為丸如菉豆大初用二丸次
三丸又次四丸每日熱水吞送下視耳鼻腫爛即止其瘡痂
自落只此一味治楊梅瘡結毒等症如神

○○隔纸膏 治臁疮血疯但足上疮可

铜绿子 菜 百草霜子 末 白占五分 黄占子 松香子 研细 桐油二斤

先将桐油熬滴水成珠再将黄白占放入油内熬化右三味和均候冷为度用油纸将针密刺小孔将药做膏贴上其疮每用米泔水或茶或肉汤洗为妙易效

○○○治血疯臁疮

白占子 切片 黄占子 切片 铜绿子 菜 烛油一两

先将黄占烊化再入烛油放下将铜绿白占一齐放下化均为度再用油纸用大针刺纸做隔纸膏药其疮用茶洗净再贴之一日每洗三次半月即好 验过

臁疮

隔雷膏

○○治足上痱痒瘡　流黄水

黄柏去皮將豬胆浸透黄炙乾研末極細仍用豬胆調敷以先用花椒煎水洗水乾以前藥搽之甚妙

○○治臁瘡方　经驗

真麻油一両　花椒四十九粒　槐枝寸長四九節　入油内煎黑色取起濾去渣慈白自然汁一瓦盃同熬入黄臘一両　真輕粉一錢　枯礬一錢　研極細末洒下攪匀以油紙依瘡大小裁定粘起膏十个背先將煨鹽水洗瘡淨拭乾將膏藥貼上用紅絹包裹穩時逐摸以下覆上十个既完不愈復貼瘡有新舊輕重不同更換瘡愈方止

○○又方　不拘遠年近日裡外臁神効

枯明礬為末烟煤等分仝研極細末將桐油調成膏用黑油傘帋作袋剌孔縛在瘡上先用煨鹽蔥椒水洗淨方貼隔帋膏每日將原膏藥反覆換時每洗淨口此膏一斤可醫一人其流水臭其瘡自然生肉半月全愈

○○又方

嫩白松香一兩　乳香全下為末　沒藥各一錢　先將松香同火内溶化候將二味放下攪勻候冷研爲細末用真麻油調取著一片如瘡之大用耳挖又剌小眼以藥塗著上隔著貼瘡先用花椒蔥水洗瘡淨拭乾方貼著膏仍用油傘

臁瘡

隔帋膏

蓋在瘡上以軟帛包住不旬日愈　此方生肌止痛神効勿以淺近而忽之

○○治多年血痂瘡神効

用黑大棗搗爛金箔裹住仍用油帋作隔帋膏貼上

外用布包住裹三七日再解妙

○又方

尾松（新瓦焙干為末）　蚯蚓泥　血餘灰等分為末香油調搽神効

○○又方　年久見骨者皆治　○此方稱第一

頭垢二方白松香（另研細溶化入垢）二味同熬初貼廿个垢內頭髮併用

以後只用垢去髮不用將膏攤皂紙帋上蓋有皂丸故取

之貼後每日瘡弦起白色一暈為効若有瘡了則不白暈

去臭其瘡先用椒茶葉水洗一日三換

○○定痛太乙膏 治一切潰爛諸瘡不收斂併炙火瘡日久不平貼此膏立効甚在一日二換

香油七兩 當歸一兩 生地二兩 甘草一兩 四味煎枯以棕綿濾去渣淨再入鍋內熬滴水成珠入飛過黃丹半又微火熬滴水沉珠取起少頃入白蠟黃蠟各一兩再微火熬化取起少定入乳香沒藥末各五錢攪匀入磁礶內過三日可用

○治惡瘡西江月

血竭蟾酥 輕粉 胆礬 銅綠 硃砂 雄黃 寒 氷片 射香加上味海羊碾下丸如荳大一丸细嚼姜湯送下不問痔瘡發背返魂救死無差神仙秘傳世人家得命金丹無價

癀瘡

○○治遠年近日臁瘡方

如黄連研細末用建猪油調成隔紙膏先將椒葱水洗瘡淨將油紙刺密眼將藥夾紙上貼上過三日復洗又將膏刺外边貼之

○○治脚上爛瘡及松皮瘡年久瘡

用水龍骨煅伏龍肝等分為末桐油調作隔紙膏貼七日愈

○○治脚腿上血疕湿瘡

用水龍骨碾極細末桐油調敷神妙多年之甚先以膏藥貼之取出惡水然後敷之更妙

○○○治癧瘡方

朝南桑樹根内白皮取来　銅录一塊将建猪油一塊仝搗爛貼上先用米泔水洗淨再貼神驗过

○○○治血疕瘡

用黄栢一两　寒水石一两　共研为極細末用麻油調敷上为妙便上生瘡用桐油調搽上更効第一

○○治坐板瘡

大风子（売粒）　鷄心冰卽末一个　川花椒末一个　共研細末外用陳桕油拌匀其藥用夏布包的擦先将瘡洗再上藥

脚上瘡

坐板瘡

○○○治坐板瘡

用胆凡（斗，為末）雄黃（三，末）為末，用建豬背上胃水一条或半条，全

藥搗爛搽上即好。其瘡要洗一、、再上，瘡藥涼，有些痛，其

黃水即出，其瘡即愈。

○○○治馬蟻窩瘡

用川山甲（炙上灵，黃、子）白凡（子）共為細末，麻油調搽其瘡。

用米泔水洗淨，再上藥爲効。（朝腦加斗）

○○治螞蟻窠先洗藥方

千里光　金艮花　花椒　鐵線草　桃柳枝　共熬水，每日

洗淨，再搽後末藥。

用雄猪胆一个将黄柏吃乾猪胆炙乾復吃乾数次再炙乾研为极细末将前药洗净拭乾再将此药掺之为妙

此药也能治远年近疮痒脚瘡流黄水者亦可療

又方

石灰一筒 大黄四两仝石灰炒候大黄黑色石灰紫色为度去石灰用大黄研为细末香油调搽

又方

用玉簪花叶贴之効 又方用系瓜皮阴干为细末烧酒调搽为妙此方治坐板瘡

裙边瘡

花椒 明九 硃砂 轻粉 流黄 各等分用建猪油捶好做隔纸膏

螞蟻窠

○○○治虫瘡 即垃圾瘡 先服敗毒散數帖更妙

大尼子肉廿个 水艮子 輕粉子 番打麻子 大黃末五分

黃栢末卆 枯凡卆 杏仁廿丁 麻黃二子 朝腦廿丁

共為細末用建猪油搗爛紬片包擦患處屢驗

○○○治垃圾瘡並膿滚瘡全治

硫黃 雄黃 明凡 松香 各等分 共為極細末用麻油

調搽其膿滚瘡加銅綠等分其瘡要洗為 試用青布条捲藥在內小線扎兩頭浸桐油內取出起灯上燒出油滴下候冷搽瘡上愈

○○○合掌丸垃圾膿窠瘡諸治

大尼子肉子 蛇床子肉子 木鱉子肉子 血結子 兒茶子

花椒連子 朝腦子 水艮子 乃製 射香丁 冰片丁

共研為細末射水沒加用生建豬油或油核桃肉或陳燭油全搗以細片包之隨便取搽瘡上數日全愈

○○合掌丸治瘡

大風子廿立 朝腦下 水艮子 木鱉子十立 蛇床子二錢 杏仁二錢 輕粉下 花椒二錢為末 油核桃伍个 共為細末以核桃全搗為泥如無核桃以燭油或豬油俱可用搽瘡上為妙

垃圾瘡

○○治人臉瘡
用川貝母研為細末，敷患處為妙。再用貝母煎水服。
○○又方
用朋砂為末，和水洗并敷即愈。

治小儿头上肥疮

用枯凡 蛇床子炒 共研为末 水先洗去腐菜油调敷

又方

用血丹二钱 铅粉二钱 共为末先用米泔水洗去始或剃头洗出血再将药搽上二三次全愈

肥疮

○○治肥瘡禿瘡方

水剃了以香油煎黑燥研末先用刀剃去皮見血以藥擦上効

○○又方

松香　猪牙皂角各等為細末香油調搽上驗効

○○又方

瀝青一兩即松香　雄黃三錢　文蛤一兩煅灰　兵郎半總拌燒半去子

水長了鍋底煤三錢　共研為末杏仁廿一粒搗爛少加

香油擂水長不見長星為度併服後藥方屢試屢驗

○○又方名滚痰丸

大黃八兩　黃芩八兩　青礞石一兩　沉香半兩　共為細末水為

凡小兒每服五分大人每服一錢夜服滚痰丸次早
又洗一次以前藥搽之且歇二日又連服滚痰丸二夜次早
又洗一次搽藥夜服早洗為妙　徐東皋先生傳屢驗

治疥瘡方

明雄一錢　松香二錢　枯礬一錢　硫黄一錢　共為細末同新青
布条捲緊扎兩頭桐油浸透取起兩頭扭作一燭灯上燒出
黑油滴下候冷冷不时搽瘡上立愈

治小兒頭上軟癤神效方

楓樹球火燒存性研末每兩加乳香二錢共研為末蔴油調
敷即愈

又方

銅綠不拘多少研極細末入桐油熬化作膏貼上立消

肥瘡

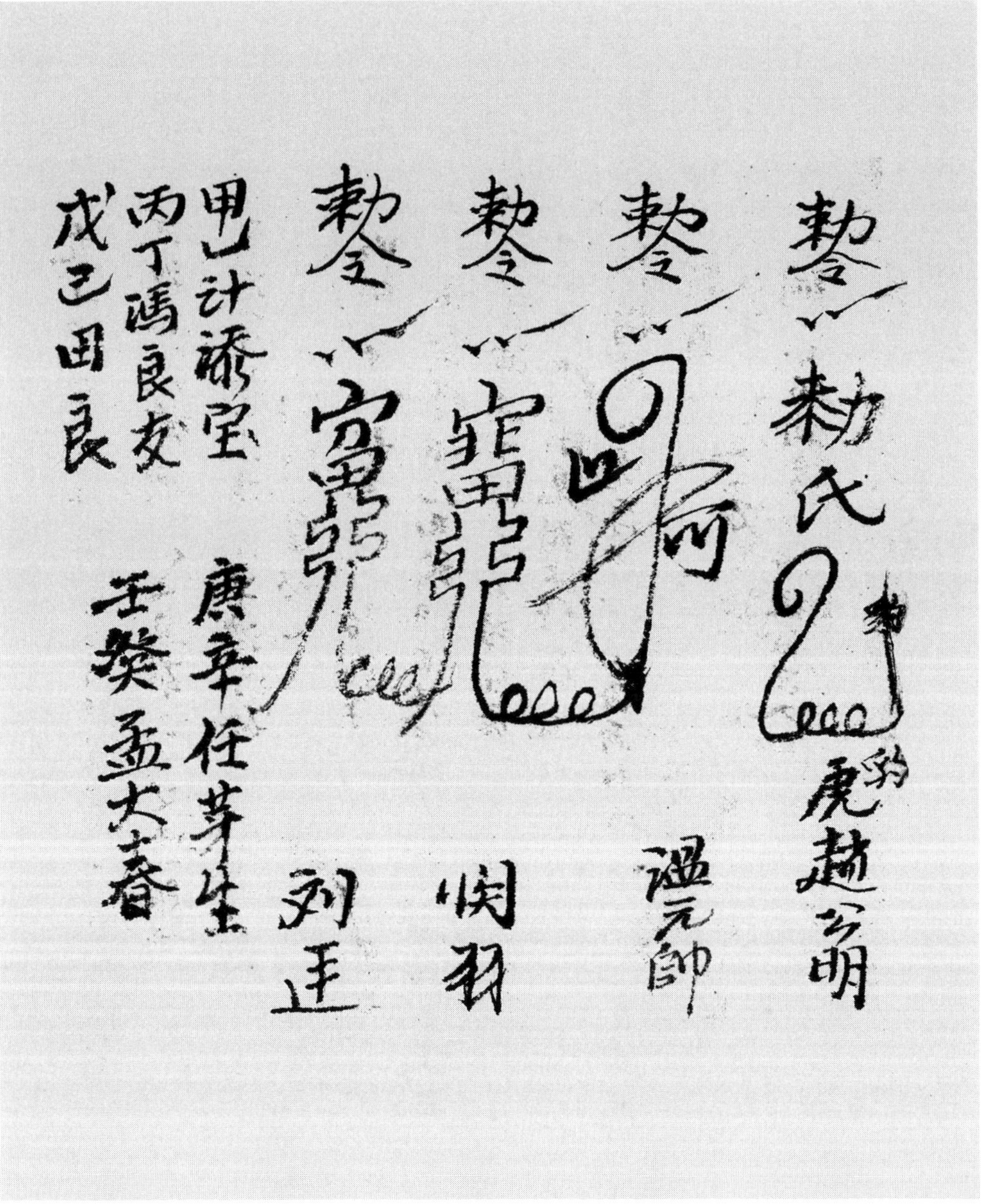
敕令
趙公明
溫元帥
敕令
關羽
敕令
丙丁馮良友
戊己田良
庚辛任芽生
壬癸孟大春

丸藥方　治積瘦又堪居先生泛藥方延壽吃有丟　肚膨肉熱

茯苓一兩 乳拌蒸炒　陳皮八錢 陳土炒　谷芽一兩半 焙退殼

通曲一兩 酒洗炒　白芍一兩 酒炒　神曲一兩 炒

青皮一兩 醋炒　沙參一兩 蜜炒　澤瀉八錢 黃炒

蓮肉八錢 去心炒　扁豆一兩 炒　厚朴八錢 姜汁炒

史君子肉八錢 去殼面包煨 去殼用肉　查肉八錢 炒

右藥各依製法共磨為極細末和勻每日清晨

用米飲調下切不服

治单双鹅口内疮并对心疮 咽喉牙根口内十八症

冰片一钱 硃砂三分 硼砂三分 明凡一钱 胆凡一钱 青黛一钱

黄连三分 朴硝一钱 火硝一钱 雄黄一钱 牙硝一钱 黄柏一钱

壁喜十个 灯心灰一钱 石性 黄柏用雄猪胆制过 喜之用阴阳瓦烘炒

共为细末 先用陈茶漱再吹此药为妙

治单双鹅口内诸疮方神效 含过

用五倍子一钱 阴阳瓦烘黄色 为细末 加冰片一分 若口内牙根并疮加青黛明凡硼砂黄柏各三分

共为细末吹入口内即愈

双单鹅 口内对心疮 咽喉牙根

一治瘧疾符　听遍一日二日罡符叩頭

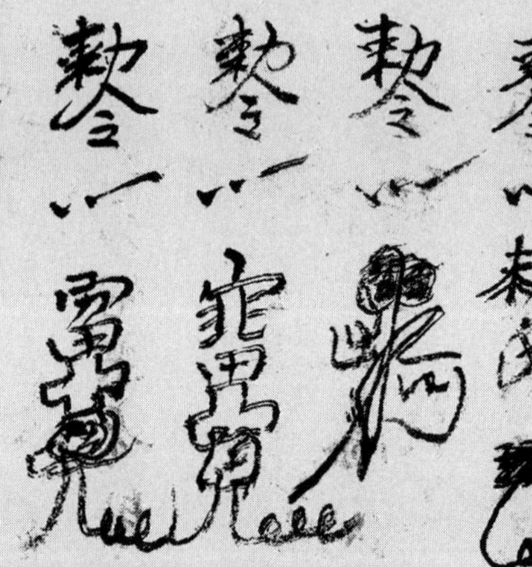

剪寫尾上　頂上寫趙公明

頂上寫溫元帥

關羽

劉王

每寫起病之日

或丁巳日起此瘧疾煩

四大元帥值日尊神

計添室速除須至符者

甲乙封添室

丙丁馮良友

戊己田良

庚辛任芽生

壬癸孟大春

治走馬牙疳方

黄连钱 人中白钱 黄柏钱 橄榄钱 黄芩钱 生大黄钱

青黛钱 六分

共为细末

又方

小红枣不俱數個去核每個用信石两許納入棗内

火燒存性加冰片少許研細末上牙根上亦止牙根出血

冰硼散 治喉腫痛双单蛾喉闭等症

冰片钱 硼砂钱 元明粉钱 辰砂二分

共研细末吹喉内為妙

口舌瘡方吹药

人中白钱 兒茶钱 黄柏钱 薄荷一三 冰片钱 青黛钱 共研细

末吹瘡

走馬牙疳並对心瘡

對心瘡神方

治小兒舌根對心瘡神方

六一散　半　寒水石　錢　冰片　二厘

共爲極細末井水糊丸如芥菜子大點舌

舌根瘡下一二丸即効如神

治毒蛇咬方

用公母鯽魚頭各一個焙成黑炭（研末）又用黑青油傘紙

燒灰和匀以灯盞油調搽即愈

治疙瘩方

用厚朴　黄栢不俱多少共研細末用真香油調搽二三次

即愈

治毒蛇咬方

用公母鯽魚頭各壹個焙成黑灰又用黑清油傘紙燒灰和匀以灯篙油調搽傷處即效

禁三日瘧方一二年者均可見效驗過

用陳米一團下剖一孔用雄黃末少許放入米團內火燒存性研末瘧發之日用三甲蹄殼二隻沖服之後作吐瘧來必輕但一半至瘧發之日照前服其瘧截止不來

白蛇串

用車前子根搗汁上之效

老鼠釘 又名千日瘡

用蒲公英根搗汁上

諸葛行軍散

諸葛行軍散

硃砂一錢　雄黃一錢　牙硝一錢　麝香一分

冰片一分　蓽撥三分　金箔十二張

共為細末每服用少許點于中眥睛明穴男左女右點眼閉目一時不可喫茶水此藥須用端午日午時修合忌婦人雞犬磁礶收貯勿走氣治傷寒瘟疫絞腸痧悶挫痧氣等症

白淋

用栗苛千根煮鷄子七枚露一宿早晨原汁温煮食鷄子三枚第二日食七枚第三令食二枚三次苹汁食共煮鷄子四十九个每次七枚照前食

治乳腫立消方

用山查核子研末酒沖服神効

治小兒年癬經年不愈

用厚朴為末麻油調敷神效

治腳背癬瘡潰爛

用塘里水螺螄不俱多少加塩少許搗爛

敷瘡上二三次即結疤應效　驗過

刀瘡藥

大黄一兩咀片　風化石灰一兩　二味仝炒焦黄色去大黄不用將

石灰鋪地上退火研細聽用

又方

用真降香研末敷上

立止痧痛

用野荇菜搗汁加鹽少許飲之 家荇菜亦可用

停耳流濃水方

枯凡 龍骨 海飄硝 黄丹一 臙脂灰一

射香少 共爲細末將濃絞凈吹入耳内

又方

用安息香灰吹入耳内

此治暑痧、、方 嘉慶拾九年秦越鮑范德坐右船翁乃妻抽搐七日七夜不知人事應驗於神 承順

紅棗三十枚 杏仁七粒 桃仁七粒 山梔七个

雞蛋清一个 飛羅麵一小許 全搗用燒酒合雞蛋清拌匀

再用青布包扎男左女右手足心一對周再打開看手足心俱青色是

爲吉

治足上血風瘡　日久不愈流黄黄水

血丹　真青油　調敷患處數次即愈　自家應驗过

專治喉閉數日不開關　立驗

用猪血壹碗　到嘴底边就自開關飲下

小便澁脹痛不通　立驗

用王天狗數只搗用開水冲服　如無用蟋蟀代用　立刻即通

清暑益氣湯　吳鶴皋先生方

人參去芦　白术　陳皮去白　神曲炒　澤瀉各五分　黄芪炙　蒼术製　升麻各五分　麥門冬去心　當歸酒洗　黄柏炒　甘草炙各三分　五味子九粒　青皮麸炒　干葛各二分

長夏濕熱蒸炎，四肢困倦，精神減少，身熱氣高，煩心，便黄，渴而自汗，脉虚者，此方主之。再者暑令行于夏，至長夏則兼濕令矣，故此兼而治之。暑熱蒸炎，表氣易泄，而中氣者又諸氣之原。黄芪所以實表而固易泄之氣，白术、甘草、神曲所以調中而培諸氣之原。醞暑積流，肺金受病，人參、五味子、麥冬，一者補肺，一以收肺，一以清肺，此三物名曰生脉散，發所扶其所不勝也。火盛則水衰，故又以黄柏、澤瀉滋其化源。津亡則口渴，故又以当歸、干葛生其

胃液清氣不升〻麻可升濁氣不降二朮可理蒼朮之用為萬長夏天濕

治發背仙方

用薰

雄黃　硃砂　血竭　沒藥各　麝香三分

右五味研極細末棉紙爲燃長約尺許每燃藥三分用真麻油潤灼離瘡半寸許自外而內週圍徐〻照之火行七出藥氣內入瘡毒隨氣解散自不內侵臟腑初用三條漸加至五七條瘡勢漸消又漸減之薰罷隨用敷藥

敷藥方

車前草　連根葉　豨薟草　金銀花　五龍草五爪龍是也各等分

右四味鮮草藥一處搗爛加多年陳米粉即常用

欘衣者初起仍將飛鹽末少許共为稠糊敷瘡上中留一頂接濃出若冬時無鮮者用根及葉下乾葉陈醋調敷亦可之其葉草阴乾者佳無論潯日更妙

治痔漏海異上傳仙方

女真石两九蒸九晒 槐角两 象牙一两 用滴醋磨为末再用清水飛过去醋味 當歸一两用身 細茶两 青黛一两清水飛

右为末葷者用狗大腸为丸素者用青菜葉为丸如梧桐子大每服三钱滚白水送下

又烏發方用　此方屡已驗过

大螞蝗蟥一条活的用磁碗蓋住餓其一七

烏骨白毛雞一隻取血再用好墨磨若干和血与蝗蟥吃飽用針刺破蝗蟥將肖盛起蝗蟥濾盡墨血並

臨以指蘸染髭鬚離肉一分不要染在皮肉上為妙

夜効癬瘡方

癬抓破用半夏磨細敷之待其結疤聽其自好其疤自落也

治湯火泡單方用

麥皮炒黑磨末以井水敷之易愈

烏鬚方

棓子半炒黑礬壹分飛過銅蒼分半醋炒七次鹽分半麥麵七分

川粉分　其藥用重湯煮茶汁調搽黑半年

又方

桑椹五錢何首烏四兩烏麻子三錢青鹽五錢旱蓮草五錢

青箱草五錢犀角五錢炒黄地黄五錢黑豆皮三錢冬青子五錢

用双料灰一斤浸服每飲一二杯多用一杯一可

再烏鬚神妙方

一治五棓子法　五棓子不拘多少俱用槌碎粗細
分作三等先將粗者放入銅鍋内炒黄黑平分又放
中等又炒相似又放細的又炒直至黑烟起棓礟成
團住黑即取起傾入濕青布將布包裹踹成一餅俟
冷去布放熱鍋内或火上烘干收貯听用

一製銅末法　紅同絲串用好醋一斤銅絲燒紅刺
入醋内直至銅系將盡方止再將醋内焠下銅系末
濾出放銅鍋内炒干礟末收貯听用

一製鉛花法　用黑鉛四两溶化打成紙薄麦蒙細
系又即剪成細末用硫黄二三两為末共鉛末一処

在鉄鍋内急急炒一手撮硫黄鉛一手即炒之看其
炒成灰樣又撮又炒作三次炒成灰收貯聽用
一製烏黑霜法　用白麵一兩炒成黑色研細再用
當歸一兩生地一兩焙干同研均極細末收貯聽用
一合藥分兩方　五棓子半銅末三分鉛花五釐
白麥麵七釐青鹽七釐　右俱極細末用濃茶汁武燒
成調勻放銅杓内于火上煮數滚如稀糊樣若染鬚
時酌量加用
一染鬚法　臨睡時用肥皂洗淨拭干然後將前藥
带熱用抿柄挑上鬚形不可露出白的將紙貼上用
鬚囊包裹至天明先去藥末仍用肥皂洗去如有黑
漬粘肉上杵棉花蘸香油擦之即去过七日又染如

白鬚一連染三次即全純黑矣後只消染根形若肉上有黑漬必須先用香油擦後用肥皂熱水洗若先經水洗恐有黑漬擦之不去則費力矣

自用六味地黄丸方 加四味

熟地八兩 丹皮三兩 萸肉四兩 山藥四兩 澤舍三兩 茯苓三兩 枸杞三兩 黄柏三兩 知母二兩 牡力二兩 約用蜜丸

治鵞掌瘋方

蘄艾四兩 水五碗煎三回滚灌入大口瓶用麻布扎以手捧瓶口蒸若水冷再煎熏三五次即愈

治淋漓方

用韭菜根搗汁半鍾以滚黄酒一鍾冲空心服即愈

治陰户作癢方

用車前子二煎湯洗即愈

治疥瘡方

大瘋子十个去殼　杏仁十个去皮　川椒下　枯礬五分　蛇床子車　樟腦半

俱礅碎用桕油調搽即愈

刀瘡藥

大黄一两㕮咀片　風化石灰亩　炒焦黄色不用大黄將

灰鋪地上去火氣碾碎末敷患処即愈

湯盪方

赤石脂、寒水石　均用末初盪者用蜜調好末

破皮用真麻油調搽

治陰症腹痛甚者

用輕粉半或杭粉亦可以葱一束姜五六錢三味共

搗敷在臍腹上以熨斗或銅杓盛火熨葱姜上候煖氣入内汗出即愈

治痢疾方

大黃脂一两　廣木香一两　巴豆仁一錢　共为細末用大棗二两共搗为丸如梧桐子大大人服一大丸細人服一小丸便紅者甘草湯下全白者生姜湯下若如屋漏滴黃水者黃丹下禁口者石蓮子湯下初痢者宜服久痢者氣血虛弱並孕婦俱不可用食後服後行两遍以米湯補住

治瘡癤方

厚朴　黃柏　共研末極細用真麻油調搽二三次即愈

治眼昏方

黄連一两　小枣廿个　二味同煮一炷香，將枣並汁作數

日服食完即明矣

治濕熱四肢不能轉動疼痛將危方

川芎一錢　白术一錢炒　官桂五分　人参一錢　熟地一錢　川烏一錢

當歸一錢酒洗　白茯苓一錢　沒藥一錢　白芍一錢炒　黄芪一錢蜜炒　五加皮一錢

甘草五分　石楠藤一錢　檳榔一錢　木瓜一錢　用水二中煎，空

心服。先洗浴出汗，隨即飲陳五加皮酒，隨量任飲之。

五加皮酒即南酒亦可

治火燒湯盪方

用陳虫蛀大黄不拘多少，井水浸爛，搗敷患處即愈。

治胃氣痛方

白芍一錢酒炒　甘草一錢炒　桂枝一錢　白水煎服即止

治諸瘡不收口方

冰片七分 珍珠三分 龍骨三分（火煅） 兒茶四分 共研極細少少上

治諸瘡不生肌肉作疼妙方

當歸一兩 真蔴油一兩 同煎滚令枯黑將布濾去粗渣入黄蠟一兩溶化每葱煎水洗净瘡口拭乾搽上以旧膏貼之

急喉瘋

用玄明粉末冷水化下咽無玄明粉硭硝亦可

治死胎不下或胎衣难来人事昏迷方

用大麵做的老酵煎滚入硭硝一兩熱服即下

治楊梅瘡結毒未起或已害者

杏仁（生用） 姜蚕 蟬蜕（蜕） 肥皂子（打碎） 皂角子（打碎） 以上五

味各七枚　木通一錢　当归一两　土茯苓八两　用米泔水洗
净刮去粗皮木槌打碎諸藥尽入砂鍋内用河水三
碗井水三碗煎至四碗一日尽服之忌茶醋醤鹽

治銃藥打傷方

用活黄鼠狼一隻裝入空三白壇罐内緊緊以泥拌水糊
蓋罐口置糠火内煨一晝夜取出用苛称鼠狼只要
三錢若多再煨少要依其分研極細加乳香二錢没藥二錢
冰片一錢麝香一錢再研細收入罐内勿令泄氣敷瘡即愈

治小兒赤遊丹毒

先起初或發熱嘔吐從頭〻或脚〻次火遍紅霞一
盤若走至心口飲食不進小便不利者俱不起一方
用熊胆五厘冰片五厘雄黄一錢研極細末用井水和以雞

翎掃之即好

治乳癰及疔瘡方　惟孕婦不宜用

野菊花一兩，捶，一中碗滚熱服，即將渣敷瘡之，汗出即愈。

擦牙方　此藥用磁罐或錫罐裝貯

破故紙一兩，鹽炒　青鹽一兩，濕紙包火煨　大熟地一兩　地骨皮一兩，去心淨揀洗過

沒石子一兩，石器搗不可見鐵　旱蓮草一兩　北細辛一兩　白蒺藜一兩，去刺　當歸一兩

枸杞子一兩　兔絲子餅一兩　以上諸味共成末，早晚以

食指蘸內外牙擦之遍，即用白滚水漱口嚥下，久用

能固精壯陽烏鬚髮。

治毒蛇咬方

用公母鯽魚兩各一個，焙成黑炭，又用黑清油傘紙

燒灰勻和，以灯窩油調搽即愈。

治刀口藥

用水底陳石灰於五月五日以韭菜擣捏千遍成餅
吊屋簷陰乾研末用

治坐板瘡　即有蟲瘡併治之

明雄二錢　松香二錢　枯礬二錢　硫黄二錢　共研細末用青布
条捲藥以線紮縛兩頭桐油浸一頓飯取起兩頭扭
作一処在灯上燒存性油滴下俟冷將搽瘡即愈矣

暗記美女

用竹管一節打四五个小眼出氣取極大蜘蛛弍个
入內以黄蠟二分透明硃砂二分拌勻作一丸併入以木
塞節頭待々蛛食尽又自相食止剩蛛一个日久仍
自死取出風乾研末或丹或茶調点婦人身上永久

不脫過行房即脫

治楊梅瘡將發

用生羊肉一斤麻黄四兩以布袋盛之下鍋煮爛去麻黄入芙蓉根洗澡蓋被出汗其毒盡行發出即痊愈矣

治痔漏方

用真象牙末將山東軟柿餅去蒂入象牙末五分在内攪匀仍將原蒂蓋上放飯上蒸熱每日任意食三五枚重者不過吃斤余即愈

治各色腫毒跌蹼寒濕氣拐杖瘡方

白蘞浄肉三錢大黃四兩黃芩三錢 共為末破者用陳醋調匀以棉紙包裹不可令乾一日一換數次即愈已破者用蜜水調搽

治癬瘡方

硫黄　藤黄　檳榔炒焦　白芷炒　明凡　銅录

宫粉　兒茶　花椒　皮硝　輕粉　以上各一錢

研細末同桕油烛併滴醋調搽即除矣

治双单蛾瘋方

少商穴男左女右從喉拉至大指尖用帯紮住大指中如眼者正中針入一分許出少血即愈

治胃氣疼痛方

用多年老公雞糞以陰陽瓦焙干用一錢黄酒送下任意飲以醉為度蓋被出汗

治火眼初起

小紅棗七枚去核入皂礬少許在内燒黑存性用碗

盛以滾水冲[illegible]泡再將碗放滾水鍋内頓片時取起
搽眼包上下兩旁但不可点入眼内

擦火牙止疼

氷片　青塩　硼砂各五厘共研为末擦牙上即止疼

治火牙方

用粗草紙十条蘸真香由灯上点即吹滅隨咬牙上
三次其疼即止

治瘰窠瘡

用雞蛋十个煑熟去白存黄隨將蛋黄入銅杓内炒出
油来然後入檳榔硫黄各等　研末調搽數日　即好（蔴油[illegible]俱可）

又痔漏方

旱蓮草一把連根鬚洗淨入石　臼搗爛如泥以極熱

每一中衝入取汁飲之渣敷患処重者不过三服即愈

凍瘡裂痛

用大黄末水調搽之

湯火傷方

用大黄生研蜜調塗之止疼滅瘢

火丹赤腫遍身

用大黄磨水頻刷即好

杖瘡腫痛

用大黄末調塗之醋調可也若童便更好

癬瘡蔓延

用决明子一兩為末入水銀輕粉少許不見星擦破上

藥即好　此東坡家藏方也

專治難產雖七八日不下者一服即下
如臨產之月二三日前預動履不安者預服一劑萬
保無虞 当归一錢酒洗 兔絲子一錢 川芎一錢 厚朴七分姜汁炒 貝母一錢去心
荆芥穗八分 白芍一錢冬月酒炒 蘄艾七分 羌活五分 黄芪八分 枳殼六分
甘草五分 水兩大中姜三片煎八分 若預服者空心
熱服 臨時產者隨時熱服

治汗班神方
硫黄五錢入肥皂中搽洗神效

治腳上濂瘡一切膿腫血瘋諸瘡
麻油四兩 黄蠟二兩 黄丹一兩 杭粉一兩 金毛狗脊五錢
將油熬至滴水成珠 再入金毛狗脊熬一会又入杭
粉 黄丹又一会 又入黄蠟取起為膏藥 先用甘草水

洗淨隨貼此膏每日一洗一換將愈用鮮猪肉湯洗

忌十日止色便斷根矣

護心丹

凡臨事或向安府前恐懼膽戰心悸服此可定　用

木耳半燒干黑為末入硃砂末白蠟末臨時入糖少

許調匀吃下即膽壯心定矣

夾棍傷

大黄四两桂皮四两　共成末用砂唐調成餅厚敷脚踝

處以厚棉紙貼上不可令見風此即止疼至夜半後

大熱次早能行二日全愈

又夾棍傷方

肥皂廿個煮爛去筋去核將肥皂再用黄麻子川烏

草烏奇 乳香末藥各五 上焙干为末入肥皂内和匀分作四塊上敷孤拐用油紙蓋住再將棉花并裹脚紮束夾之先敷藥合成既夾即湊熟敷上 次夾破入銀硃三錢

官板刑具打傷紅隔紙膏方

大紅天麻子二兩去殼 冬紅松香一兩為末要黃色透甲 輕粉一兩水片要鎔者為佳 鋒潮腦二錢 射香一錢 銅青二錢去渣 銀硃三錢 乳香三錢火煉去油 [illegible]一錢 沒藥三錢火煉去油 血竭三錢火煉去油 兒茶三錢火煉去油 象皮一兩火煉為末 龍骨一兩火煉為末 將天麻子搗爛与朝腦松香銅青沒乳等和作一處後入冰射共用匕將棉紙將蜜煮軟烙瘡大小調藥塗上一面針刺眼一面不刺眼一貼即止疼生肌神效

治綉毬瘋方

用生姜搗碎以冷水和洗一兩次即愈

治坐板瘡

用面粉輕粉對半和蓖麻油調以棍棕搽塗上数次即愈

又治癬瘡

用菖蒲以刀切片將蔴油熬至浸菖蒲六七日將油搽癬立効

治鼠瘰奇

芫花兩　大戟兩　山茨菇兩　猪毛兩　紅棗斤　童便斤

將麻布袋盛紅棗紮口入銅罐或砂罐内同前藥童便煎一飯碗將藥撈去淨汁再煎少頃出、心服之其棗每晨服七枚切忌鹽味廿七日如犯即不効切忌甘草味但聞甘草其人即死

又擦牙方

食塩牟真石羔半生黄連不共为末为末每早蘸擦

洗風熱眼方

歸尾　杏仁　郁李仁　白礬　膽礬　玄明粉

甘草　黄連　紅花　各少許安於碗内用滚湯冲

入將棉紙隔之先燻似冷水時以指蘸水分開眼珠

可也

治小便不通

用蘆根汁一茶盞熱后冲服即流利矣

治土蛇虺咬方

以耳塞揔尖揀在咬処眼内立愈

三丰張真人万億丸

明透陽硃砂一両研細 巴豆一両研細 寒食日用麵打糊为丸如
粟米大 或服三丸 或五七丸 看人虚实老少加減 若
感寒葱姜湯下 腹疼姜湯下 内傷生冷温湯下 心疼醋艾湯下 霍乱姜湯下
瘧疾濃姜湯下 心腹疼脹姜湯下 中暑冷水下 諸平痛苦楝根皮煎湯下
積滞清茶下 大便不通清茶下 小便不通灯心湯下 咳嗽姜湯下
小兒急慢驚風薄荷湯下 小兒諸症百發百中

催生法

將本縣知縣姓名用硃書黄紙上焚化灰湯服之立産

治痔漏 已驗过

每日空心用黑豆一合水二碗煎至八分先飲豆汁
其豆或加塩或加糖任意食之 一月即愈雖年久常
服亦妙

治鼻血不止

取人乳滴入鼻中即止本人生母之乳尤妙

治盗汗方

五倍子不論多少炒焦成末紙包布束於臍上

治疝氣偏墜方

不見水猪腰三个剖開用瓦灰擦洗淨每個用加茴香三分夾於內將濕紙包好埋於灰火煨熟用瓦灰存食之永不發

烏鬚須方

霜降日摘取大柿子一個鉛盒裝貯四边仍以鉛封密埋于土内至次年霜降日取起盒内柿子尽化成水以此水搽鬚須黑而且潤

治小兒瀉痢不肯服藥妙 王駙馬秘傳

土木鱉半个 母丁香四粒 射香一分 共為末極細唾津調

為丸如芡實大納一丸於臍內外用小膏藥貼之

急救色陰症

雞糞三合 黑豆三合 頭髮三團 共炒黃黑色用好酒一碗投

入炒藥內煎兩三滾去渣熱服神効 此方曾医多人万無一失

治大蛇頭瘡

雄黃末研極細末燒酒半中共調搽患指上仍將患

指浸酒鍾內立愈

治經水不止方

用棕繩燒存性為末白芷煎湯調服即止

治腰疼奇方

用糯米半升煮飯少存汁加葱十全根搗爛乘熱攤敷臍上立時止疼不再發

治眼針痣

左眼用線繫右脚大指右眼用綿繫右脚大指立愈

治眼方

一個烏梅一个錢（用當錢或忘即古々亦可）一樣防風一撮連滾々煎水頻々洗諸般目疾自安然

治絞腸沙

將十手指尖用針刺出微血即愈

治小兒程上軟癤神効方

楓樹球火煅存性研末每兩加乳香錢共研蔴油調敷即愈

治一切牙痛良方

雄乳胡椒麝　蓽撥良姜細哭將茱萸將去以上六味共研末男左女右吹入鼻中如牙痛腮臉腫者紙包藥咬患処即愈

凍根

雞肫内黄皮晒干研末麻由調搽

九製大黄治一切痰火膈氣翻胃錦紋大黄九斤切片將云灰瓦煮熟分作九分一分用六君子湯加枳实枳壳共煎湯浸日晒夜露一分用四物湯加天冬麦冬玄參知母煎湯浸晒露晒前　一分用桃仁郁李仁柏子仁蘇子白芥子萊菔子煎湯焙前　一分用烏梅煎一分川楝子煎

一分牛羊乳浸　一分童便浸
以上丸藥浸俱炤前共為細末每服五分或三分和
隔氣翻胃燒酒下濺火薄荷湯下其餘水下

救難產妙方

鼠腎一对石乳香二分硃砂二分麝香二分　共搗為末為
黄豆大丸服一丸即用酒送下一丸男即左手拿出
女即右手拿出切記研藥須向外研

八製枸杞延年種子却病烏鬚方

甘州枸杞去蒂一斤淨　一製沙苑蒺藜四兩　水四碗煎
至二碗用汁浸枸杞以乾為度將枸杞蒸熟晒干
二製杜仲四兩炒去絲水四碗炤前
三製巴戟天四兩水四碗炤前

四製山茱萸肉罗焙葥　五製肉蓯蓉罗焙葥酒洗去甲

六製黄栢蜜焙葥　七製破故紙同核桃肉炒去桃

肉用故紙罗　八製知母蜜焙葥　每服三錢空心淡塩湯下

治湯火呪持此呪能蹈湯火不害救人無不愈者

呪曰龍樹王如来授吾行持北方壬癸水禁火大法

龍樹王來吾是北方壬癸水收斬天下火星辰千里

火星辰必降急急如律令　呪畢手握真武印吹之

即用少許冷水洗即愈

治瘋狗咬

番木鱉子三錢煎湯服即愈若日久者頭上定有紅髮

三莖可急拔去甚則腹內有小狗聲者再服木鱉子個

治面黄腹中有虫

榧子三斤内取五枚麻油浸復入三斤榧子内拌匀炒極焦取起不時食之食至一斤虫即從大便出矣

治蜈蚣咬

點草蕈紙煙燻之疼即止

赤白帶薫治胎冷

白菓罗硫黄錢同炒熟去硫空心每服半重者服一兩白滾湯下

破木経呪

呪用童子五人手执楊枝遶室而擊念曰木郎木郎一去何方作者自受為者自當吾奉太上老君急急如律令敕

布袋龍虎衣方

甘草　甘遂　防風　川椒　桂枝　梔子　川烏
以上各等　母丁香一分（大者尤佳）　香附一分　加天雄大附子
尤如意亦可
以上俱咀片，其法先將棱布做成腰圍，內將真蘄艾
鋪遍，如法縫就，後用大砂罐一口連蓋，須用扁的。又
取長流水一桶，將水注砂鍋內，入白礬三錢，泥水自
化，復將前藥并袋俱置鍋內煑之，如水乾再添，須用
槐木炭熬，如無槐炭，或槐木槐枝，文武火熬亦可。如
春夏秋熬一晝，冬時熬一晝夜，火候待足，前藥將乾，
常濕入麝香，取袋共揉令勻和，然後去渣，取袋陰乾。
又用麝香紙包，放袋中，臨帶時去其麝，如生过楊梅
瘡者加金銀花等，同煑其袋。在夏天不可常帶，太熱恐

防走陰記之〻

赤鼻風刺方

每日侵晨空心用石膏豆腐花一碗食至五日後每早加黄連末一分加至一分半為率半月全愈

臁瘡方

取淨鉛打成薄紙以甘草水同煎數滾以去鉛毒再將川椒辛葱二根煎水洗瘡取鉛紙貼之用布裹定即刻止痛每日葱椒煎水洗貼不半月全愈

魚口瘡已成未成俱效

活鯽魚一個將山藥一根比魚一樣長一段同魚搗爛敷患処即消如已成形敷処留項上一孔即破消矣

漆瘡方

蟹殼燒灰衝滾熱服愈

食河豚魚毒脹方

生羊血衝酒飲下即愈

鵝掌瘋方

用皮硝入真桐油調搽手掌炭火久炙務待手掌作癢方止一二次即斷根

廣麟膏方

香油一斤四兩　甘草可　遠志去心　牛膝去苗留根　虎脛骨火炙　川續斷去苗

熟地焙干　肉蓯蓉去鱗芦甲　鹿茸火炙　蛇床子揀淨　天门冬去心　生地

兎絲子揀淨揚爛　肉豆蔻麵包煨　川楝子去核　紫梢花去草　木鱉子去殼

杏仁去皮尖　官桂去皮　大附子去皮臍　穀精草

以上各一兩將藥剉片入香油煎至黑色去渣方着

飛过黄丹八分黄荆子罗入油内以鮮明柳枝不停手
攪以不散为度再下雄黄龍骨硫黄赤石膏各一錢熬
一二沸又下沉香蟾酥木香乳香沒藥母丁香陽起
石防假的巫芙蓉各二錢为末再熬一二沸濾去渣将銅
茶匙挑藥入水内成珠为度又下黄蠟五錢將熬成膏
藥收入磁罐内封固入水浸五日去火毒臨用時用
緞或綾布攤開每個膏藥約重柒錢貼臍上或兩腰
上每一個貼兩月再換貼其末貼之先用生姜擦臍
或腰待熱方貼其効如神
此藥方靖陽王所傳能固精補髓益元陽壯骨潤膚
治五劳七傷虚損起痿陽奔而不堅堅而不久此煖
精種子男子貼之行步康健精力加壯女人貼之温

煖子宫閉氣不洩除赤白带淋崩漏𦜕之兩月經水
即調交媾即叶生子長年

又夾棍良方

用生地一斤大黃二兩潮腦四錢好酒糟一斤或糯米飯一
件可也加酒麴一斤大丸生姜罨敷患処一日一換連敷
三兩日即復原矣

又方

飛羅麪三兩梔子十個研要搗細松香一兩研葱三個陳糟二兩研陳煮酒
調敷杖兩次黑紫出即好矣

治痔漏腫痛單方

七月七日採取槐樹莢内二粒三粒四粒子者爲佳
將子搗爛絞汁用銅器盛貯曝乾顛稠硬丸如鼠糞

大納殼道中三易之即愈

蝎子叮方

同蝸牛搗爛塗患処即愈（蝸牛似蜒蚰彼有四角頂殼而行亦蜒蚰一類）

或一時不得蝸牛即以冷水浸患処連换水數遍亦好

蜈蚣咬方

同蜘蛛放患處吸之愈

又同烏雞糞調塗之亦好

又用蛞蝓蜒蚰取之以數亦良方也

吴鶴皐先生考證治痔瘡成漏良方

用四物湯加黄芩（酒炒實心者）黄栢（酒炒）槐花（炒）當归身（四物湯用係）爲藥 川芎

生地此方共柒味能治内熱痔漏下血可將此方走

夫痔漏廣腸之毒也一 有病根則劳思便作所以然

者内熱而血妄行也是以此方生地槐花黄芩黄柏清其熱當歸芍藥川芎調其血也

又方

凡年高氣弱痔血不止當以四君子湯方主之

用人參　白朮炒　茯苓　甘草

或有吳服攻痔之藥致血大下不止而虚脱者亦此方主之

夫血有形之陰必賴無形之藥以固之故年高而氣弱則下血又藥損氣則血亦不是方也白朮茯苓甘草皆甘温益氣之品也大氣充盛自足以固有形之血譬之乾元充溢於兩間自能奉乎大地而無傾陷之危者也　再或有以四君子湯合四物湯即八珍湯也再加黄芩黄柏槐花大可以益氣調血而清其

熱矣

治口瘡糜爛　用口糜散

黄柏　黄連各等分　雄黄　朱藥各半　片腦五分　五味共為

細末每用少許着于瘡上即愈

又用薔薇濃煎汁含之又稍稍咽之日含三回

夜一　冬日用根夏用葉

又方名柴胡地骨皮湯

膀胱移熱于小腸腸不便勢必上蒸大

中糜爛而瘡　用柴胡地骨皮各半煎湯服　若实者加大

黄　朴硝　謂实者大便秘澁邪氣自实故加用大

黄朴硝乃釜底抽薪之謂也

治謀慮不决肝胆氣虚口苦舌瘡用此方

益膽湯主之　人參　甘草炙　黃芩各一錢　官桂五分

苦參　茯神各一兩　遠志肉一錢　共煎湯服易愈

凡人病齲齒用

苦參煎湯日漱三升五六日即安矣蓋取其苦能安

齒蠹寒能去風熱也

牙痛惡寒喜熱用

附子尖　天雄尖各一錢　全蝎七個　皆生搗和勻点少許于

痛処即止痛矣

又或用　乾姜　蓽撥　細辛

作湯以漱之亦是治寒之意

牙痛惡熱喜寒者用定風湯主之

牙皂角炙一寸去皮　石膏一錢　葱白三寸　朴硝一錢　荊芥一錢　連服二劑即愈

新又牙間有孔而痛者
用新燒石灰蜜為丸着于齒蝕之處應手而愈

去痔漏脱梗方　北平吳惟卽兄傳
槐花　槐角　地榆　防風　荊芥　當歸
枳殼麸炒　白芨　白雞冠花　玄明粉　側柏皮
用水煮二炷香成膠各等分以黄米飯為丸每服一平

治瘋熱眼
蕤子仁去殼將棉紙捲以筆管研碎去油成粉以人乳
調点眼角過夜卽痊矣

春方
五加皮　紫梢花　各等分為末調水服

史國公藥酒方

防風去芦二分　羌活二分　川牛膝去炉二分　虎脛骨二分炙酥　晚蠶沙二分炒黄色
羌活二分　川牛膝去炉二分　秦艽去芦二分　鱉甲二分　萆薢二分去芦
當歸二分　蒼耳子二分炒去刺搥碎　枸杞子二分炒　乾茄根二分飯上蒸九次　白术二分去芦
油松節二分搥碎要年久更妙　杜仲二分姜汁炒去絲　倚脚中濕步履艰难加威
靈仙二分　右各咬咀盛布袋中入大坛内以好老灰
酒廿五觔封坛口浸十四日滿將坛放水鍋懸煮三
時取起入土内埋三日去火毒氣每日清晨午後飲
五七中大有神効　其渣晒乾为末米糊为丸梧桐子大每服三五十丸空心服下
千金保命散　治小兒一切痰喘急慢驚風撮口臍風
危至死但能開口灌下無不効也
牛黄　冰片　琥珀各一分　甘艸二分　黄連姜汁製　全蝎　姜虫各三分
硃砂一分　胆星一分　明天麻麵裹煨　右为極細末用五六
厘薄荷灯心金銀煎湯不拘時服

治暴赤腫眼妙方

黄連三分洗淨切碎用明礬少一豆許將紅棗一枚去核褁連礬煨以礬化為度去棗用人乳浸點奇効

治小兒兩腮紅腫

百合一個山芝蔴根去皮艮硃七分玄明粉一分郎提硇貝母干加麵少許濃調敷三次即愈真奇方也

蠱脹方

豬肚一個不下水將蝦蟆一個剖腹去其腸渣再加鐵丁一個用砂鍋煮極爛去蝦蟆只食肚約用三个則五六日即愈矣妙甚之之

玉積餅治小兒疳積食積肉積氣積冷積腹脹大如蠱青黄肌瘦泄瀉發熱不能服藥

三稜（醋炒）　莪朮（醋炒）　青皮（去穰）　陈皮　木香　麦芽（炒）
黄連（钱，姜汁炒）　川楝子肉（钱）　檳榔（钱）　神曲（炒，钱）　砂仁（钱）　白朮（土炒）
史君子肉（钱）　胡黄連（钱）　龍胆草（六分）　山查肉（两）　乾蟾蜍（钱）
右為末，用炒过麺五斤，黑糖（两），併煎藥和匀，即作餅。每服三五個，米湯調下。和時先用黑糖和，再用滚湯和開拌匀。

治腸風下血
柏葉（晒乾煮）　陳棕（燒灰）　槐花（各一两炒，淨去焦）
詩曰：腸風与痔血，先後不相争，牛奶与雞冠，久遠俱安寧。

治血山崩症
用舊棕繩、乾牛糞，煉灰服下即愈。

又方

用豆子籐根晒乾陰陽瓦煅研細末每用五厘滚水
調用每服連服两三次即愈

又治腸風下血方

止用猪小腸白煮用蒜醋蘸食竟永不發

治一切贅瘤息肉痣豆脚上雞眼等症

栄桑白灰再風化石灰　用新鮮鉄甲威灵仙煎濃
湯將前二灰淋取汁再熬作糊膏磁罐貯之点患処
即愈不必挑破此藥遇贅肉即去好肉則留乃仙方也

種盆荷

蓮子裝入鷄子壳内用希素固令雞蚤与伏侯雞出
時以天门冬搗末和肥泥安蓮子於盆底其花暢茂
無比

沉香化滯丸 能消結滯，化痰飲，去惡氣，解鬱積，中滿嘔噦惡心

沉香半兩　蓬朮三兩　香附二兩　陳皮二兩　甘草　木香

砂仁　藿香　麥芽炒　神曲　共為末，麵糊為丸，如

綠豆大，每服五十丸，空心沸湯下

健脾丸

白朮五兩，微炒　陳皮洗淨，存白，三兩　神曲二兩，炒　半夏三兩，泡七次，姜汁拌炒　山查去子，晒乾

歸身酒洗　白芍藥炒　白茯苓二兩　麥　川芎佳者　黃連一兩，姜汁炒　香附一兩，童便浸

枳實一兩，麵炒　甘草炙，一兩　右為末，荷葉包老米飯，慢火蒸，連

飯丸，小赤豆大，食後服八九十丸，滾白湯下

洗面散

皂角三斤，去皮弦子，另研　楮實子五兩　白芨一兩　甘松半兩　硼砂半兩

三柰半兩　白丁香半兩　綠豆八合　糯米一升三合

右为末汝曾用人肌膚润泽面若芙蓉

老幼脾泻久服諸藥不効名鍋焦散

陳米鍋焦一斤　砂仁二两　蓮肉四两　冰糖一斤　同為末日進三服每服二钱白滚湯下大有奇効

治大小便小腹熱结不通

用木通一斤煎滚將病人腈上至下操浴即三五日不下者即可通利

治鼻息膿漏臭不聞香臭神方

取象牙燒灰存性为末用竹管吹鼻内即愈

芙蓉玉面嬌容方　數日如玉之面　治婦人雀班紫糖色用之

石交半斤火燒　真菉豆一斤　白丁香一两　大皂荚取净末一两

樱桃樹皮一两　川芎一两　白芷一两　三柰一两　细辛一两　桂花一两

共為細末合成丸早晚當肥皂用

固精種子及夢遺不起者俱効

沙苑蒺藜四兩（取粉末余者熬膏和藥）芡实四兩（去壳淨）白連鬚三兩（去蕊不効）白龍骨（火煅存性）山茱萸四兩　右為末煉蜜為丸每服三錢空心鹽湯下

如嵩意為固精夢遺用金櫻花子熬膏為丸尤妙

稀痘方

將小兒生下臍帶刮得長些一節用新瓦焙乾為極細末以臍帶多寡每一分配硃砂六厘遞減同合為一処用磁罐收貯候小兒十五个日子滿方用黄連甘草生地当歸各五分用水二中盞煎小半盞七分將臍末和勻頓熱水內徐徐以茶匙挑入小兒口內要清晨起一日服完為度次日遍身發紅斑隔日即退胎毒每

全去永去痘患

五仙助腎丹

八角茴香　肉蓯蓉（酒洗去甲）破故紙　杜仲（去皮炒斷絲）青鹽（各等分）

右為細末大猪腰一枚去筋膜分四下相聯夾藥末於四片中包以荷葉外加濕紙慢火上炙空心以酒服下

烏鬚固齒方

七月取旱蓮草連根一斤去灰土洗淨青鹽四兩搥碎醃三宿取出去汁鍋內炒將原汁旋入炒干焦為末每晨用牙擦牙嚥下用久殊功

上宮黑鬚丹

赤白何首烏（米泔浸蒸曬）牛膝八兩（酒洗曬干同何首烏第七次蒸）當歸（酒洗浸曬干）赤白茯苓（各一斤用人乳曬干）

枸杞（酒浸曬干）菟絲子八兩（酒浸生芽研爛細）破故紙四兩（黑芝麻炒仍去芝麻）懷山藥四兩（姜汁炒）

杜仲八分（錢洗炒去系）　右藥俱磨碎以蜜調為丸早晚塩湯下（錢）

擦牙固齒明目散　自用

石交八分（生四分、燒四分）　白芷　細辛（半）　茯苓　川椒（各七分）　大黄（半）

黄柏（七分）　連翹（五分）　青塩（二兩）　皆為細末擦牙吐出洗目妙

甚

煉茯苓法

用茯苓二三十斤削去皮研細以清水淘澄去浮者復入水攪沉者前以清水畧去横色為度日晒三日極乾入人乳三五碗白蜜三五斤不濕入罐封固鍋内煑七炷香煑取出復晒露日月之下取其精華七晝夜復入罐内煑三炷香三晒以瑩白光明為止日服半錢水下一月不飢三月飢膚潤澤一年可以奔馬三年返老还童

治傷寒加減方 主方

用当歸 川芎 白芷 羌活 独活 陈皮

蒼术 紫蘇 半夏 黄芩 甘草 乾葛 麻黄

防风 荆芥 共十五味各等分頭痛加藁本石膏

蔓荆子口乾加五味子桑白皮胸膛作痛加青木香

乳香心口飽脹加枳壳山查子砂仁惡心加乾姜

咳嗽煎方

防风八下前胡一下杏仁五下茯苓八下桔梗八下枳壳八下花粉八下

麦冬八下桑白皮八下黄芩八下甘草三下紫蘇八下柴胡一下

若感輕後二味可減加姜二片

烏鬚黑髮仙傳藥酒方

破故帋鹽製 小茴香 淫羊藿去毛鹽製 山藥 韮菜子鹽炒

以上各四刀製過用絹袋盛之將白菓弍百八十箇真乙仙法武臘白生底十五觔煑三炷〻埋土七日每日任意隨量用之轉白為黑返老還童功効难以盡述矣

疝氣神仙妙方

用霜後葫蘆一個握在手中背立门檻上將葫蘆狀疝氣七下埋蘆在地三尺三寸深十四日上其疝自消神効

刀瘡藥

白芷　白芨　半夏（研為細末，各等分）　倘先用灰及藥物敷在上者將葱煎水在患处洗去污物再將末藥敷上定疼止痛過二三日全愈

治牛皮癬方 此方屢驗矣 所值不多送彼各濟不上一二十文

用牛皮坊内同硝皮之人將硝皮爐上牛皮膩括下數兩用新瓦煅煉成灰存性亂作細末以真青棉布條包極細松香末浸真麻油後用火点滴油磁碗内再以牛皮膩拌油先將葱煎水或米泔水洗患處再以藥油塗之數日即全好矣

治臁瘡方

以指甲花連根拔起一科抖去泥沙連根帶梗并葉搗爛和白礬生鹽少許合搗如泥以葱水洗淨敷上用油紙綿布縛之連洗連換三四次即愈矣 藥敷上稍有些痛楚然易於愈耳

自用瘡藥方 鄢甸一先生的原方葉内

石斛三錢 乳拌蒸 百合二錢 炒 麦冬二錢 炒 萎蕤二錢 炒 貝母二錢 炒 沙参二錢 炒

白芍两炒　陳皮两炒　山藥两炒　扁豆两　茯苓两乳拌蒸　杜仲两炒去系僵刈成牽卄
牛膝两炒　人参　加蜜一斤煉为丸合起有一斤两吳艮

治痔瘡

乾冬瓜两　槐花两平　用水五六升煎熟置盆内坐而燻之俟稍冷再洗如此數次即愈

治猪病方

白糖两　冰糖两　沙糖两　姜汁两　生瓜十口　煮三炷香退火性不拘時服　忌葷油

治眼目作癢並滴淚方

五月五日取桑葉（葉）吊乾每次用葉七斤泡開洗目即明止癢收淚

治瘧

常山二钱 檳榔一钱 干葛一钱 甘草〻 烏梅二个 小黑豆廿四粒

水煎露一宿臨發之日清晨服

洗痔方

側柏 紫蘓 木賊草 五焙 皮硝 石菖蒲 共煎水 薰洗

再方用 槐莢子 煎水洗

治綉毬瘋單方 洗方舊簿上有几个

用砂仁皮熬煎水冲皮硝洗

再洗方

用艾葉蘓葉葱各一兩煎水洗三次

再擦藥

用檳榔十枚燒灰存性每灰藥一钱加氷片一分潮腦五分雄黄一钱枯礬二钱共研為細末用猪油搗和擦于

繡球瘋上數次全好不發

治鼻孔方

用生松毛一大把搗汁加清水少許共搗以便取汁
搗出若干不上一盃飲之飲畢以煎布包起松毛安
放頭頂上此方驗過

香砂保安丸　治乳食停滯肚脹脾痛

香附米二兩　白朮　砂仁　神曲　麥芽各二兩　山查肉一兩
益智半　陳皮半　木香半　兵郎半　使君子肉半　甘草半
米飯為丸黃豆子大每一丸米湯化下

加味芦薈丸　治五疳面黃肚大起者筋明甚瘦弱腸鳴髮焦

芦薈　青黛　木香　蕪荑仁各半　青皮半　兵郎半
射香半　使君子肉一兩　蟬退半　蟾肉各半兩　宣黃連　胡黃連各

末雄猪胆一个取汁入粟米糊為丸菉豆大每服三

丸米飲下

五疳肥兒丸

黄連 神曲一 麦芽 荑仁 君子肉已上俱炒 廿 龍胆

山查肉 陳皮 右各等分為末 飲丸菉豆大每服

十丸米飲下

参苓養脾散 調理虛弱

参 苓 术 陈皮 国老 連肉

共為末每服五七分米湯下

釀乳法 治慢驚痢腫面黄脉细者不治

参 乳皮 神曲麦芽 木香 沉香 丁香

藿香 末每用罗紫蘇姜枣引分煎令母食之后裡

去乳即仰卧片時藥力透乳絡令兒吃吃不可過飽
此良法也

辰砂丹

一粒辰砂一个梅　射香少許一同擂
地龍半段生人血　縱見閻王也放回

白雪丹

一斗硃砂一斗雪　一條絲兒一个蝎
有食丹加鍾乳粉　臨用須要生人血

黑神丹　治食飽腹脹虼積

硃砂　雄黄　木香　巴霜　百艸霜　末飯丸菉
豆大量服三五丸热茶下

金鎖匙　治腸寒發熱小便赤大便結

黑丑炒 兵郎炒 大腹皮一錢炒各 國老一錢煮熟炒 將軍一錢各炒 大腹子炒一錢

辰砂 雷丸 錫灰[illegible] 右各味另製只為丸每服

平姜湯下 半著六分要吃酒乾淨

金不換 治老傷癆寒嗽虛嗽

玄〻散 莉人黄芽 虎骨 煎骨為丸三五分重

每服一丸陳皮化下

四炒散 治口瘡

文蛤 黄連 枯凡 錫內至各等分

細末每少許小麦吹透湯口二次

梅花散 治小兒朦了

冰片 枯凡 為末吹入耳內二三次

黄嬰散 治小兒浸湿瘡

陳壁土　胡粉　松香　為末臘豬油調搽三四次即愈

三仙散　治小兒夜啼

人參卞黃連丁甘草　竹葉十片姜一片

針砂丸　治小兒黃胖浮腫食積身体傷力手足懶弱

針砂醋炙淬四兩　皂凡[illegible]色煨紫色兩　炒烏藥兩　山[illegible]兩　青木香兩

共末清水為丸如小豆大臨服吞茶下忌田食早辰米湯下一二三歲服二三分化下四五歲七八九歲一錢

健脾散即參苓白朮散　治脾胃虛弱飲食不進或致嘔吐泄瀉及大病皆可服

人參　白朮　茯苓　山藥　蓮肉　白扁豆

薏苡仁炒已上各兩　國老　桔梗炒黃色　砂仁各兩

只末每服平　米飲調下

烏鬚

牡礪一錢 黃丹一錢 面粉三錢 礬三錢 滑石一錢 樟腦五分

魚口瘡

射香一分 大班毛七个去頭尾 糯米炒黃色 取起 全青豆粉一錢 空心滾水送下 若便急 用綠豆湯送下 二服 黑丑 白丑 共一錢半 為細末 白滾吃

煎方

人參 藿香 白茯苓 肉桂 麥冬 甘草 當歸 木香 乾葛 防風 水煎服 不用引

收口

黃蠟一兩 礬三錢 硃砂為衣 空心下

癬瘡方

鉄秀一錢 冰片下 甘草水洗淨上之即愈

楊梅瘡方

麻黄一两　歸尾半两　蟬退一两　川山甲一两　羌虫一两　羊肉湯服

煎滚吃被蓋出汗不可水風出外起也

又方　內遂　金艮花一两　蒺梨炒一两　皂角子一两　赤芍一两

羌虫炒一两　川山甲土炒一两　歸尾一两　甘草節五錢　蜈蚣三条去頭足

川牛膝一两　大黄　生地各一两　水碗半至一碗服

無名腫毒

胆礬　雄黄　蟬退　射干　人乳浸　白蓬各一两

為末好醋調上即愈

癰瘡方

松香一两　黄丹一两　為末香油調做隔紙膏

煎方　治痔瘡

威灵仙　連翹　土茯苓　防風　皂角子　金銀花
黄連各一錢　忌羊肉猪頭肉肝白腸
上為細茶葉一錢末葉一錢乳香一錢松香一錢大金箔十帖
求麻子仁為膏，茶根水洗淨，夏枯草煎湯吃

分症十五候

眼上赤脉　下貫瞳人　顖門腫起　兼反作坑
鼻乾黑燥　肚大青筋　目多直視　看不轉睛
指甲黑色　忽作鴉声　重口出舌　嚙齒咬人
魚口氣促　啼不出声　迴虫口出　必是死形
如此之症　難矣回生

小兒口不開，用硃砂研末吹入鼻即開
臍不乾枯，允白龍骨為細末，搽臍上即效

遍身浮腫用胡椒糯米菉豆各等黄土半好醋
一中通炒用袱包了层移起揉至遍身足下傍臬上即愈
冷热知症訣
鼻冷定知是痰症耳冷皆因風热病遍身潮热呈傷
冬上热下冷傷食定
又耳子似火手足如水痛劳等殺
玉屑靈丹　治風痰癱瘓
青礞石　鵞管石　寒水石　甘泉石　滑石
朋砂　硃砂　胆星　為末每服三分灯心化下
紫金錠　治驚痰風热心跳
牛黄　琥珀　朋砂各等　南星　雄黄　天麻　姜蚕
金蝎　朱砂各等　射干　共為细末蜜丸梧桐子大[illegible]

箔爲衣每服一丸薄荷湯下

定驚丹　治慢驚

琥珀　牛黄　硃砂　珍珠　竺黄　檀香各錢

金箔五片　人參　茯苓　南星　甘草　枳殼　枳實

天麻　白附各二錢　共爲細末清水丸菉豆大每服廿

丸量大小加減或姜湯薄荷湯下

龍丸　治風痰手足搐搦

硃砂　雄黄　竺黄各錢　牛胆裹南星一兩　射香五分

細末甘草湯爲丸皂角子大金箔爲衣每服一丸薄

荷湯入姜湯汁下

神異丹　治感風寒有驚者

朱砂三分　雄黄一錢　只殼　只實　川芎各五錢　竺黄一錢

羌活麝香少許金箔五片　共細末每服七釐
油調服

降丹

水銀一兩 白礬一兩五錢 火硝一兩五錢 白砒一錢 食鹽一兩五錢 青鹽一兩五錢

共六味先用洋銅罐結成胎再大銅盆一個盛水，內用平磚一塊其水不可浸於磚面洋銅罐口覆於磚上再將瓦數塊擺八卜式另有用鍋一只坐於瓦上只留罐底於上再上用炭火降下刮下白者即其丹矣

梅花點舌丹

專治各色腫毒並癰疽發背疔瘡對口百毒可治

熟乳香一錢 沒藥一錢 硃砂一錢水飛 珍珠一分腐製 雄黃一錢水飛 沉香一錢 血竭一錢

冰片千 月石一錢 金箔為衣 共為細末為丸如綠豆大

用酒吞下

又方

牛黃一錢 硃砂一錢 珍珠一錢 雄黃一錢 琥珀一錢 冰片一錢
蟾酥一錢 當門子一分 共為細末將蟾酥燒酒化開和諸
藥末為丸如梧子大真金箔為衣每服一丸毒重服
或丸用好酒化下

雷祖丹

治一切無名腫毒惡毒疔瘡發背各驗如神
射香一錢 輕粉二錢 杭粉二錢 硃砂二錢 雄黃二錢 明凡二錢 水銀二錢
黑鉛錫二錢 百草霜
百草霜要取者人家鍋底下者不要燒松柴方取每
各藥百草霜加十倍菊汁霜用野菊花末用花取末
洗去泥將菊花搗汁製七霜用陰陽瓦熟黑烟去靜
存性再菊花汁拌晒干研末製水銀鉛錫先將水銀

銅瓢坐放小火内後將呂錫剪碎化開再將二味合
研末再各等末和匀用磁罐收好可用

立馬回疔丹

治疔瘡初起已針刺後又或悞灸失治以致瘡毒走
散不住乃疔走黄險惡症也急用 此藥
蟾酥二錢 硼砂一錢 輕粉二錢 雄黄一錢 硃砂一錢 乳香一錢不
白丁香一錢 射香少許 蜈蚣一條 金頂砒五分 硇砂二錢
共為末糊成麥子大凡遇疔瘡針破用此藥一粒揉
入孔内膏藥蓋之次後追出膿血疔根為妙

九龍丹

治魚口便毒騎馬癰横痃初起未成膿者服之
乳香 沒藥 木香 兒茶 血竭 巴豆

共為細末，生蜜調成一塊，磁盒之，臨時施丸如綠豆大，服九丸，空心熱酒一杯送下，大便行四五次方吃希粥，腫甚者間日再一服自消

蟬酥丸

治疔瘡發背腦疽乳癰附骨臀等疽一切要症及瘡不痛或麻木或嘔吐病重必灸昏憒此藥服之不起者即發，不痛者即痛，痛甚者即止，昏憒者則甦，嘔吐者即解，未成者即消，已成者即潰，真有回生之功，為要症中寶丹也

蟬酥二錢燒酒化　輕粉下　枯礬一錢　乳香一錢　沒藥一錢　寒水石一錢煆　銅綠一錢即同青　膽礬一錢　麝香一錢　雄黃二錢　硃砂三錢　蝸牛廿一個　以上各藥為末，稱準，於端午日午時在淨室中先將蝸牛研爛同

蟬酥和研調粘方入各藥共搗極勻丸如綠豆大每服三粒葱白五寸合患在嚼爛於手心內男左女右手心包藥在內用熱灰熱酒一杯鍾送下蓋被如人行五里出汗為効甚者進一服修合時婦人雞犬忌見之

肥兒丸 常服可免停食傷脾之症

山藥兩炒 白茯苓兩半炒 白扁豆兩半炒 山查兩半炒 白芍兩半炒 麥芽兩半炒

神曲兩半炒 當歸兩半炒 白朮兩炒 陳皮兩炒 生甘草兩半 胡連兩半姜汁炒

使君子兩煨 五谷虫兩半炒

共為細末將蜜為丸綠豆大每服下白湯送下

鍋巴丸 治小兒常服妙不可言

鍋巴三兩炒黃 神曲兩研 砂仁兩研 山查兩炒 蓮子肉兩去心炒 雞肫皮兩

共為細末白糖做糕焙作餅食

加味八仙糕丸

白朮二兩　茯苓二兩　查肉一兩　蓮肉去心一兩　白扁豆四兩　苡仁二兩

砂仁半　芡實二兩　五谷虫一兩　淮山藥二兩　陳鍋巴三斤　洋糖一斤

共為細末和糖作糕作糕丸或調粉吃亦可

鷄肝藥　治兒疳積

草決明二兩炒　石決明二兩炒　蔓荊子一兩炒　川萆薢二兩炒　鷄肫皮二兩炒

共為末每服研末　鷄肝一片研爛飯上蒸熟黃酒送下

珍珠散

治下疳及諸毒不生皮者用此摻之外以膏藥蓋之

不但生皮一件亦能生肌長肉也

珍珠一錢藏豆付內煮研細末　青紅花一錢如無青代用之亦可　輕粉一兩要鮮明者好　共為細

末听用如下疳毒不青者不可輕用加冰片少許

拔毒散

白芨三钱　貝母二钱　雄黄二钱　輕粉三钱　草麻子五钱去壳油

共为末磁罐收貯聽用

生肌散

龍骨煅研一两　甘石煅研漂二钱　滑石二钱　赤石脂一两　輕粉二钱

共为細末拔毒收功

海浮散

乳香去油一两　没藥去油一两　共为細末收貯聽用

鉄箍散

姜黄二钱　白芨二钱　白斂二钱　芙蓉葉陰乾二钱　螄壳二钱　五棓子四钱炒去虫

生大黄一两　陳小粉炒一两　共为細末好醋調稀糊用之

留中間一孔或加射香紫貝妙

珍黄散

黄栢一兩　大黄一兩　姜虫一兩　白芷一兩　天花粉一斤　甘草三錢
蒼术三錢　紫厚朴三錢　天南星三錢　共為細末，用瓶放好
一治腫毒，可將醋拌調敷，倘或火盪用麻油調敷，倘存
或火盪用麻油調敷

麁花散

生大黄一兩切片　石灰四兩　炒成麁花色，共成研末用之

二味冰硼散

冰片一下　硼砂五錢　共為細末，如欲或感入耳目，畧加青
代少許，加射香少許

四味冰硼散

硼砂五錢　冰片七分　射香乙分　牙硝一下　共為細末，吹之

人中白散

治小兒馬牙疳及牙根腐爛黑臭者並効
人中白〔煅 內溺平者佳〕兒茶〔一錢〕黃柏〔五分〕薄荷〔五分〕青代〔五分〕共為細
末先用湯漱淨然後吹入疳上日用六七次其涎外流
為吉內收涎毒者為忌

碧玉散

人中白〔五錢 煅存性〕銅綠〔三分〕冰片〔一分〕共為細末聽用
小兒牙疳喉嚨爛
人中白〔二錢〕兒茶〔二錢〕冰片〔二分〕青代〔一錢〕川連〔一錢〕青魚膽〔二錢〕
川貝母〔二錢〕乳香〔一錢〕沒藥〔一錢〕麝香〔一分〕月石〔一錢〕珠砂〔一錢〕蘇
薄荷葉〔一錢〕共為細末先用溫水漱淨然後吹入則効

塘西秘藥方

茅术（二钱 烘干）丁香（一钱）天麻（焙 二钱）麻黄（焙 二钱）锦纹大黄（一钱 酒干）
射香（三分）甘草（一钱 去皮焙）雄黄（二钱 水飞避火）朱砂（二钱 水飞）蟾酥（九分 酒化）石菖蒲（二钱）
各为细末用糯米粥和丸如（绿）豆大外朱砂为衣每服
五丸重者每服七丸用滚水一钟温温吞下即将

经验方

治一切小儿动惊可服一岁一粒二岁二粒三岁三粒
粒　全蝎（二个 要全者）姜虫（炒）轻粉（一钱）朱砂（一钱 须好辰砂）青蒿虫（不拘多少）
将药共研可成如粟至大赤金箔为衣服要生母之
乳为妙如无生母之乳要人乳化服可用（也）

治痰气草药方

大金钱草（一钱）茯苓末（二三文）身上加桂枝（二三文）下身加
牛膝（二三文）用雄猪脚前爪一个合草药用水煮淡

吃依湯驗过

三品一條鎗

白砒一兩五錢 明凡二兩 砒凡二味共研末入罐內加炭火煅紅色青烟已盡叠起白烟片時約上下紅徹住火取罐安地上一宿取出約有砒凡淨末一兩加雄黃二錢四分 乳香一錢二分 共研極細厚糊搓成線條陰乾瘡有孔者捧入孔內無孔者先用鍼通孔竅早晚捧藥二條捧三日後孔大者每捧十餘條捧至七日孔內藥條滿足方住患處四边自然裂開大縫共至十四日前後其壁硬衣膜及釘核瘰癧痔漏諸管自然落下隨用湯洗搽玉紅膏虛者兼服健脾補劑自然收

治跌撲損傷金瘡刀藥 各七厘散

硃砂一錢二分（飛） 上冰片 射香 血竭一兩 乳香一錢五分 沒藥一錢五分

兒茶一錢七分 紅花一錢 共藥研末收好勿泄氣 蝕患口治

傷藥七厘 燒酒沖服 頭傷川芎為引 腰杜仲川

斷 手桂枝 足川牛膝 若刀傷重者將藥擦傷

口 勿用包神効

損傷藥末

六軸子（燒酒伴炒去殼 甲子 二錢） 地狗（頭足翅要全 酒浸焙 上炙黃不可焦 廿个） 降香末一錢

共為細末 每服四分 小兒二分 沖酒服

損傷藥末

此方亦可輕易傳人 跌打中之要方

雲石（三厘半 此云石即久年便壺聚垢 買大鰻鱺一條藏入內 將壺口封 好炭火煉之 起手打研 退火存貯所用） 半兩錢（三厘半 此錢上有半兩字可要 心存不合藥）

萊菔子仁（九粒）（要剝製的，剝破者不用）此二味上戥子稱準，不可多。先將萊菔子仁茶杯內搗爛，再二味入內搗勻，成一丸，用頭生酒吞下，不要作搗，酒以量之大小飲至七八分為度，蓋煖。腫輕者一服，重者二服，內吃此藥。外用膏藥貼之，易好。如跌破，加紫金藤，即降香末，糝膏上，貼患處，以棉花護之，結疤去痕，並不爛。戒生冷發物。

接骨末藥

人參三七（焙燥）錢　桃仁（研爛）錢　上上肉桂（去皮）（半淨）　乳香（去油）錢　沒藥（去殼）錢
歸尾（酒焙）錢　虎骨（醋炙）錢（羊油炙亦可）　赤芍（酒炒）錢　血竭錢　骨碎補（錢，去毛，酒炒）
自然銅（醋淬）錢　紅花錢　地榆（酒炒）錢　白占（不見火）錢　地鱉（廿個，陰陽瓦焙乾）
母丁香（廿個，不見火，焙炒，研末）　右研細細末，藥味必揀道地分

一依本方依雷公炮製每服二錢陳酒送下上部飽服下部飢服中部半飢半飽服

損傷藥末

人參三七二錢　原麝二錢不見火　紅花二錢炒　血竭二錢研　赤芍二錢酒炒　自然銅二錢醋製三次

歸尾二錢酒焙　乳香二錢去油　沒藥二錢去油　黑丑二錢酒焙　烏藥二錢焙　五加皮二錢焙

大活血二錢焙　香附二錢製焙　只殼二錢炒　上上肉桂二錢淨去皮　母丁香二錢研

地鱉二錢酒焙　共藥味必煉道地炮製本方共為細細末

每服二錢陳酒送下　頭上加川芎　上部見血加防風桃仁

中部損傷見血加黃連　下部傷見血加地榆　見

加引經之藥必要研細細末每服稱二

天白蟻

頭響乃氣挾肝火加味逍遙散最佳若頭中如蟲蛀

㖃者名天白蟻用茶子為細末吹鼻中効

又方

川山口舌一个取来掛在風頭陰干再将剪碎瓦上炙
不可炙黄研細々末炙黑々者無用再加氷片少許
将藥研和用罐收如不要走氣用時吹兩鼻内不可
多吹一日二三次吹數次即再並吉川山甲口舌可治
之用藥蟲草取來将泥洗浄将皮取下剪碎用新瓦
放火上将皮放在瓦上小火炙黄色不可炙黑炙好
研細々末收好再取烟筒竹兩頭無節可用将烟筒
野攘好不可用嘴再将烟吃々時烟中心将蟲藥末
入烟中心不可放包吃時烟走鼻内出烟甲辰二三筒
午時二三次夜二三次數日蟲即此即好應驗多人不惧也

治痔瘡方　牛乳痔不必治之應驗如神

頂好銅綠三〻の文用北棗去核將銅綠放棗內包好放火內煆棗炭取起將銅綠取出研末　頂好雄黃三〻の文研細末鉄衣底三〻の文研細〻末共三味研細〻末用豬調用裹毛調搽痔上一〻日數次即好

心氣胃氣〻痛

先將豬油熬熟去渣再將斑猫赤黃草麻子入油內浸一日然後仝煎以枯黑色為度另用大楓子仁搗爛如泥放於蓋碗內中中攪一小孔將油傾入和勻聽用輕者一月重者長月永不再發也

拔疔膏

乳香〻錢　沒藥〻錢　丁香二〻　銀硃〻錢　草麻子四十粒去殼　各為研

末再將麻子肉研爛和藥研勻挑少許于瘡上外膏
蓋一二日其疔自出矣

又方

製松香三錢 乳香三錢去油 沒藥三錢去油 廣膠三錢 老薑汁一碗 豬膽百廿个
伏天晒成膏時用遇鼻疔者取一塊塞鼻中立效

鯽魚膏

活鯽魚一斤去者佳 爛蝦蟆二个 桐油一斤 麻油八兩 煎好濾渣淨又
下官桂三錢 再下乳香三錢去油 沒藥三錢去油 光明子三錢去油和膏內貼治
諸腫惡毒惡瘡可用

隔紙膏

龍骨三錢 蜜陀僧三兩 花椒八錢 嫩桐油一斤 先將花椒熬枯
黑色濾去渣淨下鍋熬滴水成珠再將龍骨陀

僧發再用帋拖起陰乾收勿見太陽

和中膏

藕汁　梨汁　蘿蔔汁　甘蔗汁　白菓子　金竹瀝

共熬成膏每服二三匙噙化健脾化痰為神再加川蜜合熬

五汁膏　治癰疽瘡毒各種毒瘰疬發散神効

大蒜　葱頭　生姜　韭菜　黄荆　頭髮燒灰研

末用右五味汁熬成膏用髮灰成膏

瘰癧膏

金壁虎八条　蒲黄一兩　丹皮一兩　用麻油弍斤　將藥熬枯濾

去渣滴水成珠再炒黄丹八九兩收膏磁罐收貯攤貼神効

三仙丹

水銀一兩　白礬一兩　火硝一兩　共為末文武火煅升

白四仙丹

水銀一兩半　点錫八錢製良　牙硝一兩半　皂凡一兩半

五仙丹

水銀一兩　火硝一兩　硃砂三錢　雄黄三錢　明凡一兩

七仙丹

水銀一兩　牙硝一兩　石膏三錢　胆凡三錢　硃砂三錢　樟冰一分

明凡一兩

黑虎丹

專治癰疽腓腨一切無名腫毒初起能消潰能拔毒盡能收功始終一藥其效無比如潰者上藥後有一刻小疼即止用

蜈蚣五條　全蠍廿个（淘淨）　姜蠶廿个（炙）　乳香八分　沒藥一錢（去油）

輕粉一分　穿山甲一錢（炙）　公丁香八分　母丁香八分

射香一分　大泥片一分　百草霜二錢　吸鐵石二錢

共研細末和均收貯勿冷氣聽用

釘瘡方（名五雄散）

班貓廿隻（去頭足翅）　雄精一錢　玄參八分　冰片八分　射香五分

乳香二錢（去油）　沒藥二錢（去油）　右藥共研細末摻上膏即出頭

生肌散

龍骨三錢 硃砂一錢 活石三錢 白芷三錢 硼砂五分

飛丹二錢半 煨石膏二錢 爐甘石三錢

共為研細末加用珍珠更妙收口

咬頭拔毒膏

真硃砂（飛過）三錢 硼砂二錢半 藤黃（烘研過篩）五分 乳香（去油）五分

大海馬（製衣黄研）一对 雄精二錢 氷片五分 沒藥（去油）五分

共為細末过篩再加萆蔴子肉五錢搗之魚

凍式要细為君用特拖藥末和如厚面糊

式桃少許如膏藥上帖之不俱大小腫毒

陰陽惡症通用

治走馬牙疳

紅棗　白砒　氷片　珍珠

其紅棗去核用白砒如粟米大粒每丫棗内每粒白砒包棗肉内此棗將灯盞用蔴油点火燒存性其珍珠用豆腐甘草煎煮四味共研極細末吹入口内立效如神

塘樓痧藥

茅蒼朮三兩　明天麻一兩　公丁香六錢　蟾酥八錢　錦紋大黃三兩

小牙皂六錢　細辛八錢　射香三錢　桂香一兩　石菖蒲一兩

青木香一兩　共研細末水泛爲丸硃砂爲衣　每丸用硃　麝二兩

大紅膏藥油

嫩松香丹　草麻子肉四兩　洋樟冰二兩

銀珠一兩　飛辰砂四錢　乳香三錢

沒藥三錢　銅綠一錢　冰片一錢

射香一錢　共研細末　先以草麻子肉搗如泥

嫩化為膏　隔湯攤貼

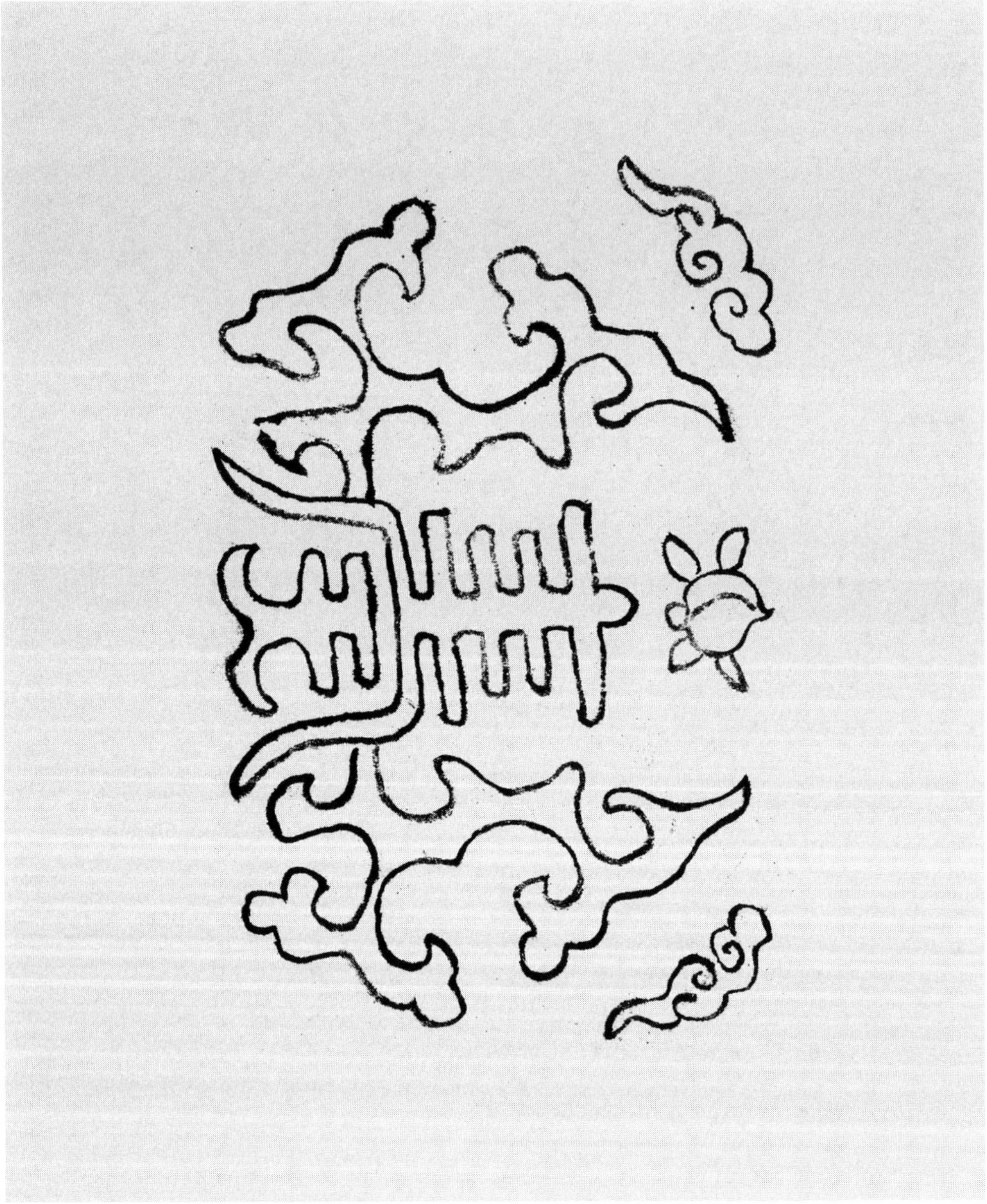

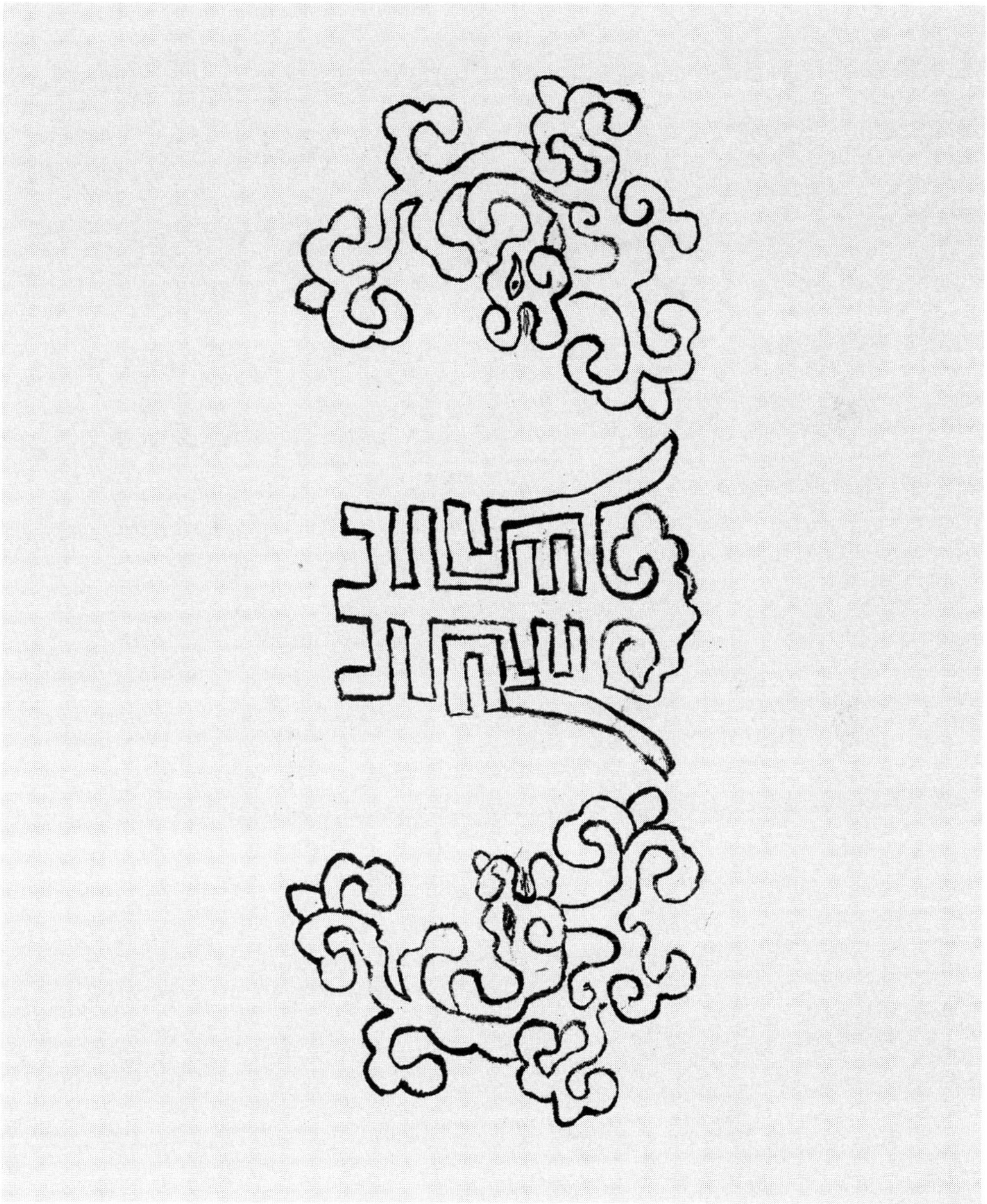

傷科

提要　羅夢曦

内容提要

《傷科》，不分卷，清代新安醫家程培輯，是一部集録傷科等疾病治療方法的著作。

一、作者與成書經歷

程培，清代休寧人，生卒年不詳。關於其生平，地方志、史書均未見載。

二、版本

《傷科》現存清光緒元年（一八七五）松茂室抄本，系孤本，藏於安徽博物院。《中國中醫古籍總目》未載該書。全本共一冊，四眼綫裝，開本尺寸縱十五厘米，横十八點七厘米；紅色版框，紅色單魚尾，版心下脚有『松茂室』三字，版框尺寸縱十點七厘米，橫十四點七厘米。正文半葉十二至十四行，每行字數不定。封面有『同治拾肆年（筆者注：應為光緒元年）正月立』和『程培記』諸字。

本書自抄成之後，未見其刊行本。

三、基本內容與構成

《傷科》一書目録不全面，僅載前十頁中方劑。全書共設條目二百八十一則，或以方劑為名，如七寶丹、八將方、至寶丹等；或以病症為名，如乳蛾、紅絲疔、跌打損傷等。大多條目下較為詳細記載了方名、功效、藥物組成與劑量、使用方法等內容，藥酒方、跌打損傷活用方等還記録了每種藥物的具體功效，亦有以口訣形式成文者，亦有少量方載其來源軼事，如原書正文第四十九頁載四川成都府崔照磨七十歲赴京遇戶部郎中得方經歷及神奇療效。

四、引用文獻

《傷科》篇幅短小，其所載病證、治法、方藥未列出引用文獻出處。

五、學術特色

（一）主論傷科，涉獵廣泛

傷科是診治跌打損傷的一門專科，包括金創、折瘍、燙火傷、蟲獸傷等，《周禮·天官》所記瘍醫「掌腫瘍、潰瘍、金瘍、折瘍之祝藥」。其所分之金瘍與折瘍，屬最早之傷科。依照現代習慣，傷科應涉及金刃傷、跌打損傷、鬥毆傷、骨折、蟲獸咬傷等病證。《傷科》中比較全面地記載了跌打損傷、刀傷、杖傷、拳傷、蟲獸咬傷、骨折等多種傷科疾病的治療方法，如涉及跌打損傷者計十七條，既有直接治療跌打損傷的方法，亦有治療因跌打損傷而致其他疾病的方法，又如涉及咬傷者四條，對於犬咬、蛇咬、人咬等均有對應治法。本書除記録傷科病證外，對於內科、外科、婦科、兒科等疾病治療方法均有涉獵，如頭風痛、紅白痢、小腸氣痛、心痛、急慢驚風、絞腸痧痛、反胃、噤口痢等，屬於內科範疇，所記之瘡癧腫毒屬外科範疇，記載數量達三十條。此外，還載有女胎便產、保孕、難產、女人產時孩兒難下地、經期閉、小兒急慢驚藥等婦科、兒科疾病的驗方效法。

（二）辨治詳細，方法多樣

傷科疾病，病因繁雜，病位廣泛，病情多變，因而《傷科》中記載了多種辨治方法。其一，根據病位論治，如頭傷方、臂傷方、左肋傷方、右肋傷方、腿傷方、耳傷方、腰傷方、手傷方、上部傷方、中部傷方、下部傷方、左遍傷方、右遍傷方、周身傷方等，病位不同，方藥各異。同時，亦有在基礎方劑之上，根據病證部位加減用藥者，如煎藥傷方原方十三味藥：歸尾、乳香、赤芍、杏仁、枳殼、青皮、紅花、木香、丹皮、木通、桂枝、秦艽、桔梗，依照病位增加藥味，頭上加川芎、白茯苓，身上加川枝，左脅上加炒柴胡，右脅上加羌活，胸傷、腰傷加五靈脂，小腸加車前子，小便加淡竹葉，大便加大黄、遠志、丹參，下部加牛膝，腳下加寄奴等。值得一提的是，書中還記載了根據穴位辨治跌打損傷的少林元機和尚傳仙方，打中華蓋穴、上氣穴、正氣穴、下氣穴等不同腧穴，傷情發展及藥劑選擇存在差别。如書中載曰『左乳上一寸三分上氣穴打中在三十二日死』，可用引藥沉香、肉桂，加十三味（筆者注：當為原書正文第一百零一頁加減十三味方，下同）煎藥内用七厘散，又奪命丹三服，愈。『左乳下一寸四分下氣穴受傷三十六日死』，可用引藥乳香、廣皮，内用七厘散，又用十三味煎藥，又奪命丹三服，可愈。其二，根據病症論治，如『凡跌打肚腸作痛』用杏仁散，『凡跌打大小便不通』用桔梗湯，『凡跌打傷風牙關緊閉』用消風散，『凡損傷少愈四肢俱冷』用升麻湯，『凡跌打熱藥多生痰』用杏仁湯，『凡跌打血從口出』用血竭散等，雖同為跌打損傷，但臨床表現不同，治療亦有差異。《傷科》中不僅準確記載了方藥組成，亦有辨證使用的翔實記録，為後來醫者傳習應用提供了便利。

安徽中醫藥大學　羅夢曦

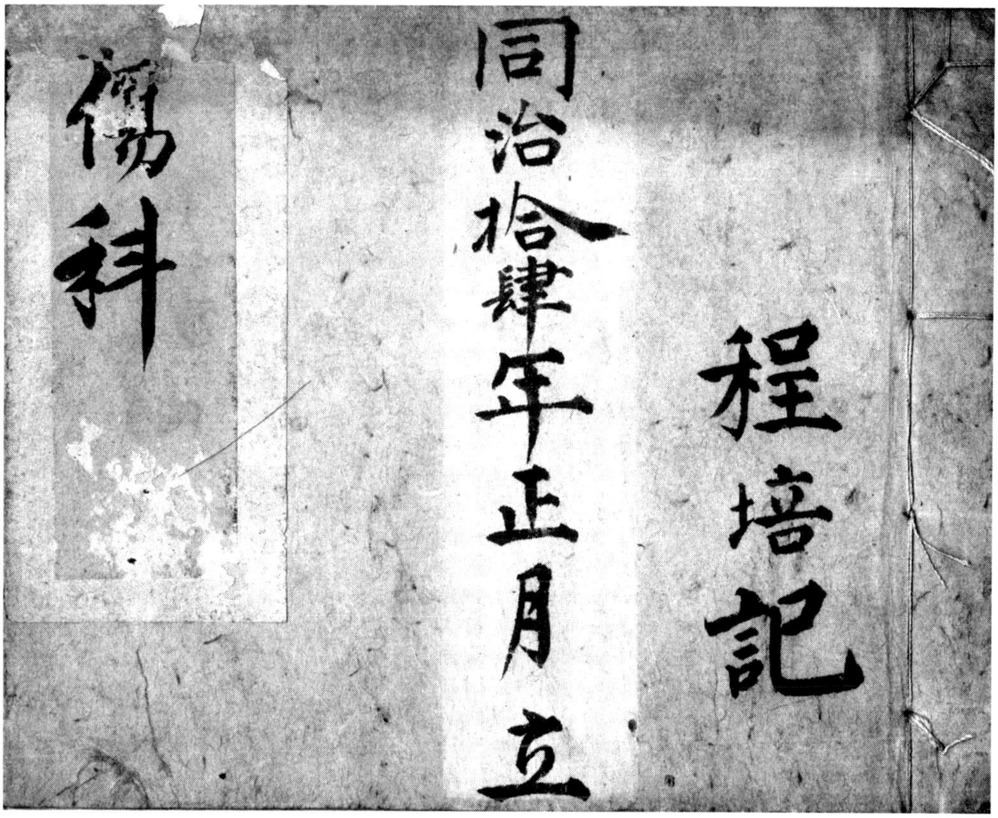
程培記
同治拾肆年正月立
傷科

第壹
第贰
第叁
第肆
第伍
第六

七宝丹　乳蛾
喉蛾散　急心痧方
八將方　至宝丹
五福丹　跳膝破散
紅絲疔　又　螺疔血風臁瘡裙边
黄金膏　一切咽喉症　手背
拔疔方　眼瘡蛀　又　烏梅丹　螺退臁瘡
又不拘遠年　又　八宝拔丹　頭面肥瘡
頭風痛　難產方　一帖散　紅白瘦
紅白痢　紫袍散　六合回生　发耳内流膿方
臁瘡隔紙膏　治火丹
蟾酥丸　治疔毒退未成方　珍珠散
神寄膏　眼藥方

第七

第八

第九

第拾

三化丹　乳癰方　長肉丹

拔毒散　翻唇疔毒　拔疔丹

草双蛾方　接骨阻發方　蛇頭疔

七宝揀柳散治甘如神　膏藥方　三品條瘡退如神治功臘瘦

拔疔散　五虎散　收口藥　羅毒方又

千槌膏此方治發背癰疽疔瘡皆効

痔瘡　治肥瘡　小腸氣痛　犬咬方

九種心痛　治急慢驚風　鼻紅不止

七宝丹

西牛黄 五厘　冰片 三厘
真珠 三分　人指甲 五厘焙
象牙屑 三分　青黛 六分 去皮足
壁蟢窠 弍十个　墙壁上可用

右药研细末吹患处，治喉中溃烂，双单蛾，缠喉风，喉癰并痣。

喉蛾散

将墙上蟢々窠以簇夹住烧灰存性为末，加冰片少许，不论双单蛾吹效。

八将方

北全蝎 十个炙　五培子 同炙
蜈蚣 七条炙　川山甲 七片炙 打研炙

明雄黄八手研　冰片三卜研

當門子卜研　蝉脱生去頭足

用除陌尾矣共研細末用

乳蛾

杜牛膝根一握洗淨擣爛取汁和醋慢慢噙嚥凡生乳

蛾形發內有血泡一個用針挑破血出毒泄治之更効

急驚方

一半硃砂一半雪輕粉　其功全在青蒿節內蟲取時七月

一日至初七日住他一死役也還魂服時須用活人乳為

丸若过驚時得回生

青鉛至寶丹硷

水銀手　烏鉛手

銀硃手　輕粉手

射乂手　冰片卜

壺

明雄黄　手　百艸霜　手

右藥先將烏鉛水銀仝研細末再加後藥研至無聲

再入射香同研極細收貯用

五福丹

硫黄　明礬

樟腦　煙膠

生石膏　各叁分

右藥研細末搽患處如乾者將麻油或菜油敷患治

爛腿無論遠年新起皆效

紅絲疔　驗过

射香　手　元參　六分

氷片　手　乳香　手

沒藥　手　班毛　手

右藥研細末須五月五日午時製合用磁罐裝貯

弍

足收貯黃臘封口用時膏藥一張將藥摻上貼疔上即消

又方

凡疔初發有紅絲將盡用針挑破用力拔淨去毒血出將菊花叶打爛敷上即好

訦腦破散

盆硝 三錢	姜蚕 八錢
青黛 三錢	生甘艸 三錢
馬勃 三錢	蒲黃 三錢
冰片 三錢	

共研為細末用新汲水調嚥一二分少頃癰即破自愈

蟷腿血風臁瘡裙邊

川連 一錢	冰片 二分
輕粉 一錢	黃丹 一錢
白臘 一錢	黃臘 一錢

銀珠 一兩　盧甘石 一兩 童便製九次

共研細末用雄猪油一兩溶化拌為末

治一切咽喉諸症

蝸牛不拘用新瓦焙乾研末以罐收貯用時每錢加

冰片一分吹之即好

黄占膏 治刀斧金瘡

藤黄 一兩 研末　白占 一兩

麻油 十兩

右藥煎油滴水成珠再入白占溶化離火油冷再入藤

黄末調勻听用塗敷傷處即効

拔疔方

用烏魚皮貼墻上陰干遇疔看大小剪皮

貼上拔出疔即好

眼皮蛀

麻油 二文 雄黄 一文 米糖 二文

共放碗内飯上燉化搽上三四回即好

又方

共研白干飯碗内再用蕲艾一文放在尾上将火点艾烧着再将碗覆于尾上燻之糖色為度用时将桑叶煎水洗之後焦藥搽眼皮上三次可除根也

手發背奇方

用臭芙蓉花根取皮木杓内搗爛用酒麴糟共搗敷

烏梅丹

用肉燒灰存性研末傍五金去腐肉生肉一死肌

螺腿瘰二瘡

用蜈蚣窠一糠不拘多少焙燥研末用麻油調批

未有效者用桐油調抹亦好

又不拘遠年

用舊[redacted]皮鞋掌子取下砍碎陰陽瓦上煆存性

為末用二麻油調敷立驗

又用油麵鐵子一把葱白五根

全蝸螺將瘡洗淨敷上布扎緊即愈

八宝丹搽

赤石脂 三錢　血竭 二錢

龍骨 一錢　輕粉 一錢

兒茶 一錢　乳香 一錢

沒藥 一錢　財香 三分

共研細末用 香油調

頭面肥瘡

輕粉 雄黄 白凡各分 研末入葱管内 兩頭扎緊 煨过 加龟板灰
少許 研細末 真菜油調搽

頭風疼

用白芥子手 胡椒七粒 花椒七粒 共焙干研細末 用膏太陽穴

难産方

用陳木瓜研碎 陰陽瓦焙枯 酒調和下 即生

一帖散 治一切岩吹乳痰

紫花地 三手　蒲公英 三手

当归 手　皂角刺 去尖刺 手

蟬蜕 去頭足 手

右藥酒水各半煎八分服 蓋被出汗即愈

紅白二痰

山查 三文　麦牙 三文

氷糖 七文　用水煎服

紅白痢

用赤麦粉一両 蒸菜汁半盃共滚水冲服

紫袍散 治咽喉十八症

青石 両　青黛 両
硃砂 両　白硼砂 両
胆凡 半　人中白 煆 半
玄明粉 半　山豆根 一半
冰片 三分

共研為細末入罐塞口用壹二厘吹喉內

六合回生方 此方有毒拔毒去毒生肉

鉛粉 両　乳香 錢
沒藥 錢　銀珠 錢
雄黃 錢　輕粉 錢

共研為細末用掺之即好

五

耳内流膿方

海螵蛸 錢　枯凡 錢

射香 乙分　烟脂 燒存性 [illegible]

共研細末吹入耳内三四次即好

臁瘡隔紙膏

輕粉 少許 [illegible]　鉛粉 兩

銅綠 兩　明凡 兩半

共研細末用真菜油調攤油紙上貼之即好

治火丹

治一切破皮〻采〻瘡毒小兒〻胎毒禿〻瘡胆瘡癀楨

耳後破皮製湯火傷

明凡 錢　真粉 錢

五棓子 炒黑 兩　松香 入童便煮三次 兩

右共研細末和勻〻麻油調用

治一切臁瘡褚瘡

蝸牛不拘多少用新瓦焙干研末用罐收貯

用时加冰片乙分　吹之立効

蟾酥丸　治發毒腿末成者立効

蟾酥　至	銅青　圭
輕粉　圭	冰片　主
罗尖　圭	雄黄　主
乳香　主	没藥　主 去油
射香　不	

共為細末燒酒化酥為丸綠豆大每服三粒白水下

珍珠散

治臁瘡毒臁瘡已尽用掺上即好生肌長肉收口

珠母揩取露天大蚌殼左右半抹去背後黑衣

炭火上煅研細末

芦甘石 二两 川黄连 一斤

白蜡 三钱 猪苦胆汁 二两

煅石膏 三两 赤石脂 煅 三两

陈年豆吐渣 煅存性 梅花冰片 临用时药末

加下左共研匀极细 和共一处 入磁罐贮听用 功

神奇膏

老姜 乙斤 大蒜 乙斤

葱白头 半斤 花椒 二两

黄丹 弍斤 向阳嫩槐枝 乙斤

麻油 四斤

黄丹将水洗净漂滚水三次冷三次晒干入药文

武火煎用槐枝搅煎至滴水成珠再将黄投入搅

匀成膏

眼药方

芦甘石　一两　珠砂　三錢
月石　二錢　輕粉　飛淨　一錢
射香　一錢　冰片　六分
共研為細末用煉蜜收貯

三仙丹

銀珠　一两　明礬　研　一两
牙硝　研　一两　用鐵鍋一隻將藥放鍋內中用厚蓋碗一只蓋藥四圍用石膏末或砂末研之先用文武火一炷香後用武火一炷足硃砂樣為度

乳癰方

甘草　五錢　陳皮　赤白淨　一錢
用酒各半盞煎一服見效極底不可急服藥即止

七

長肉石膏丹

熟石膏 九製 三千　東丹 煅 千

鳳凰衣 煅 三　加冰片少許

共為細末用

拔毒散

硃砂 水飛 三　東丹 千　共研為細末用

翻唇疔毒

唇口患疔疔並達 七斤 頭腫如斗心悶神昏之象此七星趕月之症倘遇此症用蛔蟲搗爛塗之即時瘳口流水腫消神清九日全愈如無蛔蟲以五光虫一錢爆末為丸 二錢 蟾酥 二錢 以燒酒化爛共調末和勻塗瘡上亦效凡遇此疔生唇口上即看大腿腕有紫筋起者急用針刺出血即瘥

拔疔丹

蟾酥燒酒化　下　　洶冊飛面　下

共為细末，米大一丸，疔毒用銀刀刺破，出嵌入疔内，用白
肉膏盖之，効

單双蛾方

用結実巴豆乙立擂碎，或綿花或絲綿包好，放入鼻内。
患那边放那边，丢不应驗，白与丹，齊丹，銅青等，
三味共搗成膏，貼之即愈。

各樣初起，用大蒜頭拌地鰟土上摸泥塗之

褚骨咽鯗方

用鉄梗醎灵仙，沙糖合酒煎，吃下即消

手指上蛇頭

用秋海棠根搗汁敷，即愈

七宝檳榔散 治下唇瘡神

用黄連 雄黄 輕粉 檳榔 白硝 黄柏 蜜陀僧 各等分

共為細末收貯 用時先將葱湯洗淨拭乾 次瘡

濕者干摻 干者麻油調塗

膏藥方

用陀僧十二兩 為細末 小麻油乙斤 先將油熬滴水成

珠 熬時用桃柳枝不住手攪 俟油滴成 入蜜

陀僧末於油內再攪成膏為度

三品條鎗 治一切膿瘡 退管拔

雄黄二錢 乳香二錢 先將白砒研末入銀罐內 山炭

煆紅 青烟盡 氣白烟起為佳 取出須地上氣冷再

全前藥共研為細末 用原麵糊和勻 搓成綿

条樣 晒干貯入竹筒內用

拔疔散

用銀珠中黄壳蜒蚰同肉雄黄用煆爲膏共

搗塗上乾了再塗即肉消矣

五虎散

治一切癰疽腫毒臭口便毒眼此未成者能消

已成者容易收功屢驗屢驗　忌鹵者服可以

銀花半　見茶五　瓜蔞仁五　乳香五

甘草節五　加胡桃三錢　運藥服患頭每加川弓五

頸上加射干五　身背上加角刺五　乳上加橘葉

脚上加棉蒂五錢　四枝加桂枝五　腿上加牛膝五

膀胱至臍底加牛膝防己五　肛門上加角刺五

收口藥

赤石脂五　龍骨五

九

血竭 三钱　輕粉 一钱
螵蛸 三钱　兒茶 三钱
乳香去油 三钱　没藥去油 三钱
共研細末，看瘡面收口用之

千捶膏 此方治諸般一切瘡毒疔瘡皆妙
萆麻子 八两　松香 一两
杏仁 四两　銅綠 一两
乳香 一两　没藥 一两
輕粉 不拘
共研打成膏，如燥加些油，不見可火烊共

拔毒方
用赤小豆為末，雞蛋清調搽

又方

芙蓉 明礬 各半 姜黄 半

白蘞 各半 五棓子 各半

大黄 一兩 蟹殼 五分

陳小粉 炒 一兩 研細末醋調稀圍之

癰瘡

墻上田螺螄殼 去土淨煅 研細末敷 輕粉 三錢

宮粉 二錢 冰片 下

和白末，甘草水洗淨，用藥搽上即好

又羊鬚燒灰存性，敷上即好

治肥瘡

松香 二錢 東丹 二錢

銅綠 三錢 枯礬 二錢

頭髮 一錢 加青黛 七分

共研細末

小腸氣痛

老生姜五斤 搗汁兩碗 不可加水 將姜汁放鍋內燒滚 再加牛皮膠四兩 陳土基四兩 打細共入姜汁內熬膏 攤布上 乘熱貼小腹上 熱物熨之為度

九種心痛

附子 五 川楝 五
生白菊 三 全蟲 服効

治急慢驚風 此方疔瘡亦可用

用白脛曲蟮 刀剁二段 跳急者急用 跳慢者慢用 加射香少下 搗爛对臍貼之 膏藥蓋几

犬咬方

用大蒜燒一個 用麻油調搽即効

鼻紅不止方

十

用蓮子七粒　荷叶蒂七个
或青皮甘蔗九两木弱吃上蒸全盐服

走洋

用枇杷四五只爆湯

又用蘿蔔叶　連鬚根打爛折用黄酒冲服

流制

旱湖白草根　生流制用黄酒冲服

河白

水河白草　生搗旧合即し

黄病

对節草　用黄烏棗八个共燉

吐血方

羊血草根　用黄酒鮮肉搗汁燉

十一

千金拔疔膏

松香 制衣 八分　萆麻子肉 一两

千金霜 二两　乳香 去油製 七分

没药 去油製 七分　桃仁 钱半

磁石 醋煅研末 五钱　铜青 水净 五分

先以萆麻子仁捣如泥，后下各药打千数级成膏，用布摊贴，不可见火

二　疔疮误食肉走黄方

用芭蕉根捣汁服之効

经期闭

二蚕沙 一两 炒黄色

入陈酒一斤，煮沸澄清去沙温服一小盏即通

疔瘡方

此症有十三種，而有青黄赤白黑。青疔發於目下，黄疔發口唇，赤疔發舌根，白疔發鼻右，黑疔發耳前，蓋取五色以應五臟也。又有暑疔、火疔、氣疔、冷疔者，皆以其時候緩急浮實之異。但初起心先痒後痛，先寒熱，熱定則寒多和，四肢沉重，心驚眼花見大，甚則嘔逆者多危。惟痏子疔始末皆痒，其狀內起頭如黍米，色稍黑，四邊微赤多痒。忌食麻子、芝麻、麻油，与麻衣、麻布、手巾、麻地行走。皆用小針刺破，或用刀劃

十三

戳疔根不破恐毒入腸胃出血死若有幾三四
處者只看先起者爲主值体壯強而毒甚者
以刺瘡四邊多出惡血減毒氣性刀鐮疔忌
刺及刀并鐵器其狀濶狹如韮菜葉長一寸
左側肉黑如燒烙刺後以蟾酥乳香膏敷之
拔出疔根或益母草叶燒灰敷之再以丸
方 [illegible] 蒼耳莖搗爛取汁作七塊每塊熱酒一碗送
下以衣被蓋出汗再服葱白湯一鍾出汗爲度
療方皆忌

女胎便産

蘄艾 醋炒 七分	厚朴 姜汁炒 七分
當歸 一錢五分	川芎 一錢五分
川貝母 去心 一錢	菟絲子 酒泡 一錢五分
荊芥穗 八分	生黃芪 八分
羌活 五分	甘草 五分
枳殼 麩炒 六分	生姜 三片
白芍 一錢二分	大棗 三個
冬月用五	

右藥以水煎服

常治懷孕不拘幾月，偶傷胎氣，腰酸腹痛，甚至見紅，勢欲小産者，二服此無不効。再臨月預服亦可。

十三

保孕

杜仲 八兩　米粥湯拌韮腸干

山藥 炒 六兩　留粉 打糊法丸 一兩

川斷 鹽水炒 四兩　当歸 酒炒 一兩

共藥用以藥粉為丸

跌打損傷

生地 一斤　老薑 四兩　香糀 一斤

右藥先將生地老薑打碎再全香糀拌勻炒熟

敷患處冷再易能止痛

牙痛方

射香 三厘　丁香 三厘

黄根韮菜壺根黑棗子一両去核為丸

治急驚中風痰厥方

白石膏一兩研末　辰砂半研末

二味和均用蜜調服

大人每服三錢　小兒每服一錢

烏梅自己另嚼爛塗於患人牙上

漸甦矣

人咬方

用温水洗淨將栗子二个　雄黃三分共搗爛塗上

走馬疳方

用川連　干姜等分共爲末入口中即效

濃窠爛瘡方

製硫黃二文　朴硝二文　小檳榔二文

共研爲細末用真菜油調好臨睡擦哄爲度

瘡上矣

十四

腸紅方

用木耳不拘多少洗淨煮不要用鹽煮熟好將水
去干再加紅糖入拌每日食二三次即好

急救喉風

墻上壁喜窠數個瓦上灸燥研細末吹入喉中
血散痰消立加冰片一分更妙

治喉嚨方

冰片 分下　硃砂 不下
硼砂 半　玄明粉 半
加青黛　研為細末
一廣皮　核　一癮　一癖
羊角 一斤 剪碎新瓦上灸黃
研末每早酒調服 一至吃完全愈

絞腸痧痛

水龍菊頭五寸長卅根△洋藥四兩 請水同煎

温喫立愈

治單雙蛾方

杜牛膝取嫩檑碎將乳調勻貼上即消

治乳腫痛

擇葉五錢 白芨一錢 全煎

治陰囊腫不消

用馬鞭草搗爛塗上若痒出加五棓子

妙

急治鼻紅方

用胎髮一團瓦上炙灰退性吹鼻內即好

治肥瘡

松香三錢 東丹三錢 銅綠三錢

枯凡 三　乳香 三
加青鹽一又　研細末
接骨方跌打
白臘 兩　研碎送下妙
治腫毒
發背癰疽諸立稀醋磨墨塗
四圍姜汁豬胆同塗上妙
乳紅腫方
真米醋半中 墻泥半中 二味火煨熱用鵝毛
端枕
產後血汁
萵菜切入有嘴罐內煮滾醋兩碗倒入罐內將罐
嘴塞產婦鼻孔即愈
治乳癰　疔瘡亦好
野菊花根搗汁生酒沖吃出汗渣貼乳上更好
奇

用樟樹叶楊燥調搽患處即好

螺絲丁

反胃

用柿餅干飯內同蒸食絕不用可以勿他藥

和雞　臘礬丸

治癰疽及肺癰能消毒固臟腑上痛護肺

膜上滲漏化膿癰疽潰後宜服藥

治惡瘡於把更好

黃臘一兩　白礬一兩

共研末熔臘為丸如梧桐子大每服卅丸白滾水下

肺癰蜜下咳嗽姜湯下

蛇咬方

用馬蘭頭連根叶搗汁吃下渣敷患處即

好先要用針刺破出血後敷上或用半边
蓮叶又金錢草用津液爛洗葉敷上亦好
一蜈蚣咬方用桐油敷上好
一火燒傷用生半夏嚼爛敷之或大黄末麻油調敷
一狗咬之傷生半夏嚼爛敷
一蝎子傷用扁豆叶细搽痛處妙
一折裂凍瘡以藕節熟一搗塗上妙
一凍痛膝瘡用交天櫻子放入雞内甚爛敷妙
一小便不通及轉肺危急極妙用蔥管吹鹽入至
莖即愈
解砒毒新汲水調白扁豆末服

⿸疒延皮蛇方

用米厭研末搽患處先用川山甲扒破搽上備有
干處用菜油調敷遍三の次加白礬和米厭再搽
上收功神妙

一笑散

用至瞽花根研末加冰片少許津調放患處立効

收口藥

用象牙屑研細末加冰片少許或下身再加輕粉

摻上膏收功

眼中起星

取夢薺梗碎將水飛紙上成數條干刮取點之

眼中生瘡

珊瑚一小枝磨濃汁點眼中瘡即退

乳瘰方 治乳癧潰爛已見

臘臟者用鼠糞 錢 露蜂房 三錢

栝樓子 三錢 經者皆不用

川楝子俱要存性研為末每服二錢用好酒送

下二日一服即好

治二疔二瘡腫毒方

紫地丁 一兩　同菊花 一兩

玄參 三錢　銀花 一兩

生甘草 二錢　麦冬 三錢

共煎飲

治痢二慢出二麻

飛丹 生姜 陳細茶 三味煎飲

治乳二和二痛方

淮米 一兩　銀花 一兩　大黄 三錢

三味共煎飲之取用小被蓋之出汗爲度

將軍蛋

用生大黄二錢 研細末用鷄蛋一个挖小孔入藥用紙

糊口飯上蒸熟空心食之帶治赤白濁夢遺

甘草　廣青　草稍　五分　用生姜煎服即愈

尿梗

常治小便淋漓以此治之

噤口痢

建神曲　五分炒　山查　五分　砂糖　五分

川連　五分姜煎　烏梅　三分　甘草　廿分

荔枝肉　七分

共藥用水三大碗煎湯溫服口吐且飲效

又方

用五倍子　五分　洗淨焙上炒黄為末以砂糖拌勻

新汲水送下亦好

詢否做

雪水　三斤　膏藥燒　三分　海鹽　三斤　浸

内蓯蓉 三錢 薄荷 五分
共入碗内煎乾取薄荷與炒
川芎 三分 武彝茶 三分

二灵丹

研細末用水冲服常治偏正頭風

点眼撥雲散

用蘆甘石 二錢 要去頭痛者恒用童便浸
七日 民壳 炒研 硼砂 二錢 火硝 一分
明凡 一分 氷片 判
共為細末点之數次即効治風火眼

嘵蛾草方

氷片 一分 青黛 一錢 兒茶 一錢 薄荷 一錢
川連 三分 硼砂 半
右六味研末吹患處

十將靈方

頂大川山甲 十二片 沙炒　金蝎 廿只　蟬退 十二个

大蜈蚣 十条　乳香 去油 五分　沒藥 去油 五分

五棓子 炙 五分　明雄黄 八分

八宝丹收口

爐甘石 錢　生甘草 錢 水炙九次　象皮 錢　乳香 去油 錢

沒藥 去油 錢　龍骨 炙 錢　血竭 一錢　海螵蛸 一錢　珍珠 去

共為細末聽用

拔毒追疔散

吳公一条 炙存　金蝎尾 十个 炙存　乳香 廿

班毛 六个 炙存　末藥 廿　射香 一

共為末，用麻子打爛為丸，菉豆大。凡疔瘡破，既用一丸，膏藥上拔毒即愈。大膿毒用之如神。

丹痧喉糜(?)

陈牛胆星 三钱　真珠 三钱

真西牛黄 五分　人中白 五钱

乾橘叶 三钱　生甘草 三钱

水飞绿(?)石 三钱　冰片 五分

射干 二钱(?)

右药晒干研细末，分两不可增减，倘遇喉痧，顺(?)之而效。

三仙丹

节白菜丹

水银 一两　矾 一两　提硝 一两

桃花散

治金疮出血掺损上

陈石灰 半斤　同大黄 一两五钱(?)

切片同大黄炒红色为度，去大黄研末。

收

第一

螞蟻窠方

蚯蚓土八卜　小田土一手　塗瘡上好

青龍丹　治疔瘡大毒

黑鉛放在水銀在内另化粉　輕粉　百草霜

雄黄另明　銀珠　水銀各一手

珍珠一卜　射土一手

俱藥共為細末，退火听用，挑破瘡頭，將藥用丸放瘡内。

第二

十二金丹

川連一手　硃砂一手　土西黄磨三手

生硃一手　雄黄一手　梅片少　血竭三手

乳土一手去油　滑石淨三手　真琥珀一手

没藥一手去油　羚羊角磨三手

專治楊梅毒瘡，右為末，為丸，五更时將滴水送下。

每服手一月上愈　所用吉州速發羊角兩味不[illegible]

第三

八宝丹　癰疽發背收口用
蚌米煆　五　龍骨煆　五　赤石脂　五
乳香去油　五　没藥去油　五　兒茶　五
血竭　五　石膏　五

收口藥應其時共為細末如下兩撒叶好加良珠毒

第四

犀黃散
犀黃　手　射香　手　兒茶　中
珍珠　手　冰片　手　銀珠　手
辰砂水飛　中　又甘石　手
用童便煅七次水飛
雄黃　五　水飛　各藥細末听用

廿

再取蛤蚆肝胆卅个風干爲末合但藥取用此藥敗死

之二服用之十八人可保〻

第五 霓丹　拔管降一点散毒

水銀 兩　火硝 兩　食盐 兩　白凡 兩

皂凡 兩

用白棉紙于以飯上藥打入其管即自出

第六 白霓丹　去毒生新

白已 半　飛凡 半　西信 一分

用火煎枯凡已為末不可多

第柒 烏龍丹　拔毒提膿拔毒

蜈蚣 兩　輕粉 三　昇黄色

共為末用人乳調搽烏金紙上貼

第八 一線丹　藥化内肉即生新

射香 分　乳香 半　枯凡 半

人參 五分 沒藥 五分 水蛭 五分

右為末用飯打爛為丸綠豆大每服三丸空心溫酒送下

用青蓋頂為丸

第九 八將散

大塊雄黃 四錢 頂大川山甲 十个 炙黃

大五倍子 四錢 北全蝎 十个 水浸晒干研細

射香 四分 大蜈蚣 十条 去頭足炙

蟬退 去肚炙研 四錢 冰片 三分

共研細末每搽膏上須要五月五日午時合德月德日合

可研罐收貯切勿泄氣治癰疽發背疔瘡腫毒

乳癰乳疽提膿拔毒收口先鋒

第拾 保命八厘散

專治跌打損傷打得𤺥如泥只消吃八厘

乳香 去油 八分 沒藥 去油 八分 血竭 八分

当归八厘　硼砂八厘　巴霜八厘

地鳖虫八厘　酒炙去头足

共为细末用陈酒送下　行三次粥汤补之

此药入化聚宝　千金世上难借

秘方莫与外人言　一服自然有验

不问内外筋骨　何愁弱损伶仃

与君一服便安宁　顷刻之间夺命

一粒金丹

大黄六两　烧酒洒晒九次　明天麻　煨　三两六钱

茅苍术　米泔水浸　三两六钱　粉甘草　一两

雄黄　水飞　三两六钱　麻黄　忌火去节　三两六钱

母丁香　忌火　六钱　射香　三钱

冰片三钱　真蟾酥五钱

右藥研至極細末擇吉日製衣預備蟾酥用燒酒泡過研
爆拌藥再以建神曲研細打糊為丸如黍粒大珠砂
為衣陰乾收貯磁瓶勿令出氣　每服三粒
重者五六粒　一治中暑頭暈眼黑及絞腸痧腹
痛昏絶先將二三粒研細吹鼻再研五六粒熱淡姜
湯送下
一治中風痰中毒迷心不能言語用淡姜湯研
化六七粒灌下即醒　一小兒急慢驚風兩眼
翻白牙關緊閉即研二三粒吹鼻內似有醒意再
以五七粒研碎以姜湯送下
一路上染受痧暑風寒惡心腹溜吞三五粒即愈
一清晨出行山嵐瘴氣一切污穢口含一粒邪不
能入　一婦名種毒用燒酒將化開頻頻塗之
亦可消散　一孕婦忌服

神醫七液丹

滑石　三斤四兩　左藥以生甘草三兩煎湯

浸滑石研細漂淨研極細曬干

鮮梨汁　一斤　拌製過滑石粉曬干

鮮佩蘭叶　一斤　搗汁拌前藥曬干

鮮紫蘇叶　一斤　搗汁拌前藥曬干

鮮藿香叶　一斤　全前

鮮側柏叶　一斤　此須取汁先將

生藕汁浸柏叶　同搗爛絞汁拌前藥

曬干

鮮荷叶　九斤　取新鮮搗汁拌前藥曬干

生大黃　一斤　用紹酒浸搗拌前汁紹曬干

此丹成矣，當治瘟疫時毒，

能起死回生，萬病靈丹。凡時疫瘴癘煉跷

作

痧症瘀疼傷寒一切痧暑霍乱吐瀉〻〻服

全愈者論男婦老幼胎前産後皆可服之

一紅痢加黑山梔手煎湯化服

一白痢加姜三片煎湯服

一痛〻痢噤口〻痢廣木香〻磨五分開水調服

一螺絲痧一切時症并化服

一瘧疾生姜三片半夏手煎湯化服

一倉卒不能取引即開水或茶化服亦可

每服二手痧疹

痧疹蟾酥丹

奪命丹

蟾酥二手切片酒浸　真當門子三手　梅片八卜

飛辰砂四手一半入內一半爲衣　同泉二手　雄精四手

寒水石三手　白硼砂三手　乳香二手去油

五黄散方

黄連　黄栢　黄芩

雄黄　大黄

每樣各五錢共研極細末磁

瓶收貯凡腫毒初起用好

燒酒調搽數次即愈

此頁夾于第三六〇頁與第三六一頁之間

没藥去油二錢　輕粉一錢　膽凡一錢
硼凡二錢　血竭一錢　大吴公二条灸
右味為研細末，稱準和勻，再研。擇吉齋戒沐浴，
虔誠修合。配蝸牛五十個，墻上長壳螺螄三十隻，
一全搗爛，入藥末搗成為丸，每丸如菉豆大，辰砂
為衣，晒干收貯。每服三分，丸用葱白頭五個，患者
自嚼爛，吐于男左女右手心中，將丸包裹
入口，用葱陈酒送下，以被蓋出汗即愈。如不
出汗，以酒催之。遇疔瘡，除酒以葱白頭或
菊花湯送下。上部食後服，下部食前服。孕
婦忌服。白色陰疽亦禁之。慎之慎之。為遇疔
瘡，將此丸極細末作掺藥，一味鹹橄根收口生
肌，不用別藥，實有回生之妙。

風癀

川丸 四兩 烏梅肉 四兩

葡萄肉 四兩 三味共盡全搗爛用糯米粥湯泛丸桐子大每日四錢

女人產時孩兒雖下地

將北斗紫英夫人在此八個字用硃砂黄表寫貼背上

即下孩兒下地速取隨去為妙

沒藥方

劉寄奴 一錢 川斷 五分 杜仲 二錢

當歸 一錢 人中白 二錢 煅 丁香 一錢

乳香 五分 沒藥 八分 硼砂 八分

麝香 一錢 肉桂 一錢 冰片 一錢

原傳之方係四川成都府崔照磨年七十歲赴京遇户部
郎中甯士富相叙二人同庚傳此方崔照磨妻年已
七十服之面如童顔經水復來一交成孕連生三子奇
怪已極有童隣住邊寡陳氏年六十二歲不服信心服
此方試之果若童顔隨即有孕更怪矣奈孤老陽
隨胎而下嗣又有諸學士妻趙氏年已四十四歲
服藥生四子神仙莫測真化方也此藥添精補髓更
治五勞七傷功難盡述今係贛州府金太守
親看此方力勸製服屢有武官總爺年老無子
因服此方連生二子人在世間方便第不可秘密
傳之功德無量

蓯蓉　二兩　公丁香　二兩　當歸　二兩

山萸肉　三兩

蜘蛛　十四个　陰干研

巴戟肉　二兩

牡蠣 一兩 煅　大茴香 一兩　乾漆 一兩 炒

大熟地 五兩　全蝎 一錢 去尾　威靈仙 一兩

雲苓 四兩　東前子 一兩　龍骨 一兩

蛇床子 四兩　草薢 四兩　肉蓯蓉 一兩

沉香 二錢　桑螵蛸 四兩　木通 一兩

遠志肉 一兩　燈心 七分　廣木香 一兩

兎絲子 一兩　馬藺花 八錢 陰干研

右藥念陸味各研細末煉蜜為丸綠豆大每日早晨

服五錢臨卧服五錢用滾水送下為度

前一方 此方每逢月經期到轉服一帖近覺此方屢試屢驗甚屬仙奇方也

桂枝 二錢　白芍 二錢　白飴糖 一兩

甘草 一錢　姜皮 一錢　大棗 二枚

煎服極驗

刀傷方

龍骨 一錢　蜜蠟 一錢　血竭 一錢

真珠 五分　象牙 一錢　乳香 七分

没藥 一錢　人參 一錢

頭傷方

川芎 一錢半　紅花 一錢半　肉桂 五分

桃仁 一錢　蘇木 一錢　劉寄奴 一錢

丁香 五分

臂傷方

桂枝 一錢　紅花 一錢半　當歸 一錢　乳香 七分

没藥 八分　劉寄奴 八分　蒼朮 一錢　莪朮 一錢

左肋傷

川斷 一錢　杜仲 一錢　木香 五分　紅花 一錢半

當归钱　寄奴钱　附子钱　茄皮钱

右肋傷方

沉香八分　川断钱　杜仲钱　红花五分

當归钱　刘寄奴钱　附子钱

茄皮钱

腿傷方

牛膝钱　桑枝皮钱　丁香八分

没药八分　肉桂五分　蘇木钱

桃仁钱　茄皮钱　川断八分

红花钱　血竭五分

耳傷方

沉香八分　半夏　川芎钱　藿木钱　寄奴钱

丁香八分　乳香八分　没药钱　血竭钱

當歸五分

用酒水煎　胡桃三个

腰傷方

杜仲一錢　沉香八分　蘇木一錢　紅花一錢

茯苓一錢　當歸一錢　杞子一錢　陳皮一錢

乳香八分　沒藥五分　茄皮一錢　胡桃三个

又

續斷一錢　鵬砂八分　川斷一錢　杜仲一錢

當歸一錢　茯苓一錢　乳香八分　沒藥五分

沒藥方　每服三分　陳酒送下

續斷三錢　乳香八分　三錢　沒藥五分　大黃三錢火煨製

血竭一錢　當歸尾　地鱉虫一錢

頭傷方

川芎钱 蒼术二钱 寄奴钱 乳香八钱

澤蘭叶 血竭钱 当归二钱 地鱉虫钱

用陈酒煎服

手傷方

桂枝二钱 官桂二钱 松节三钱 蒼术二钱

红花三钱 乳香八钱 没药八分 寄奴钱

茄皮二钱

氣服方

川断二钱 寄奴三钱 红花三钱 茄皮钱

乳香三钱 没药二钱 当归二钱 桑条五两

通用煎方

杜仲三钱 川断二钱 红花三钱 当归二钱

桑枝三錢　寄奴二錢　乳香二錢　没藥二錢

肉桂一錢　薏苡仁七分　[illegible]　[illegible]一錢

胡椒三分

小兒急慢驚藥

金綫吊珍珠根下有子一粒將子

藏身不可用金銀同失風器將

手劉為妙否則用竹刀亦可

奪命丹

地鱉蟲去頭足醋浸炒二錢　月石二錢　乳香二錢炒　巴霜二錢[illegible]

血竭二錢　當歸二錢酒炒　共為細末白蜜為丸陳黃酒送下五分

刀傷藥方

珍珠二錢研　血竭三錢　象皮三錢火煅　龍骨五錢研　兒茶一錢研

乳香二錢去油　末藥二錢去油

新抄録處州青田県刘伯温仙師製造跌打損傷

秘方

又皆翁樓门外曹氏秘傳乖殮良方較正凡踢打跌蹼損傷男人上部易治如傷下部难治也

曹氏所傳

起死回生神効秘方

予謂千方易得一効难求此集百投不中者不乖殮如神也不比世上日尋常依稀仿佛傳耳实無見効有志同事幸勿輕傳

凡踢打跌蹼損傷上部者易治傷中部者难治因氣上升故也如子傷下部者易治傷中下部者难治因血下降故也

男子十六歲以上易治因血氣有餘之故也十六歲以下者難治內血氣不足之故也

凡看傷須驗其何處被打受毒淺深男人氣從左者左則屬陽女人氣從右者右則屬陰傷左者氣從面黄傷右者氣從面腫

春傷肝必出　夏傷心必出

秋傷肺必出　冬傷腎必出

痰多者死　吊昏者死

糞黑者死　口臭者死

耳鼻黑者死　眼白者死

凡受重傷者須要看其形狀治之

傷背者五臟皆于背雖出死受百日後死傷胸者胸係血氣經血之處受傷咳嗽迷悶面生黑色胸

高墜起三日死

傷背用小續命飲次用通聖飲後用和中丸然後服

傷胸者用沉氣飲次用通聖飲後用和中丸服之自愈

傷肝者面生紫色紅色眼多紅發熱者先用沉傷飲

次服小續飲後服和中丸即愈如有不治者七日死

傷肺者鼻白氣喘聲啞發熱服活血湯次服小續命

飲後服和中丸如有不治者三七日死

傷食臟者心下高腫飲食不進氣急發熱服

閉口臭面黑色先服大續命飲次服七厘散後

服和中丸如有不治者三七日死

傷心口者面青氣微有血吐出呼吸大痛身体不動

先服護心養元湯次服大續命飲後服和

中丸如有不治三七死

收

傷背者耳内必聾耳角必黑色面浮光白
常有笑容嚥如弓狀先服小續命飲次
服沉傷飲後大續命飲不治七日死
傷小腹者小解不通作痛發熱口乾面腫先服
沉傷飲次用大續命飲後服和中丸
傷腸者氣急作痛口有酸水先服沉傷飲次用
小續命飲後中續神湯再服和中丸即愈
傷臟者去紅大便急壯面赤氣漢先服沉傷飲
次服小續命飲後服中續神湯
如有不治半月死
傷男女小便者即时氣升心迷面黑手冷先用護心
養元湯次服大續命飲後服降氣活血
如有不治半月死

卅

傷胸背者面漸白瘦食少咳嗽發熱先服流傷飲

次服和中丸七十服除根　此傷治遲一年死

傷血海者喘氣作痛前胸後背必有死血停住

先用活血湯後服流傷飲再飲服藥匣即愈

傷兩脇稍喘氣大痛着蓆如刀割刺面面氣

要先服活血湯又用小續命飲後服和中丸

已上諸傷皆可起死回生

凡傷胸背肝肺血海氣眼脇肋肚腹心胃食肚等

處宜用膏藥

惟腎與命門陰囊牝戶不宜貼

凡用膏藥先將葱汁取搗爛用麻布包緊烘熱後在

傷處擦烘熱貼上

凡人打重傷者用褥子斜靠起或燒沉香降香

或安息之，以順其氣。如遍身皆痛，用葱酒燒熱洗浴，隨用黄麻皮燒灰存性，兩許陳酒送下。

凡傷後忌食：心則忌苦，肝則忌酸，脾則忌辣，肺則忌腥，腎則忌鹹。

通聖散

詩曰：此藥妙通仙，千金言不傳。加邊少靈和尚傳，任君毒踢打，保不到黄泉。

通草錢　赤芍炒錢　蘇木錢炒　甘草半生

麦芽錢炒　紅花錢炒　香附錢童便浸七次

山查八分　歸梢三錢酒炒　丹皮八分　烏藥錢

川山甲錢炒　胡桃肉三個

酒水各半盞，不拘時服，立效。

大續命飲

桔梗八分　乳香錢　沒藥八分　山查錢

卅

麦芽八分 桃仁廿卜 肉桂六分 生地钱

赤曲八分 莪术七分 川山甲八分（炙） 陈皮六分

香附钱（童便炒） 生甘草卜 七分 归尾钱（酒炒） 丹皮八卜

红花八分 乌药八分 通草八分

水一鐘半煮火酒一鐘煎至一鐘不拘时服即愈

小續命飲

当归钱（酒洗） 乌药钱 川山甲一钱（炒黄） 香附钱（童便炒）

红花中卜 莪术钱 甘草中卜 麦芽钱（炒研）

赤曲钱（研碎） 通草钱 山查钱（研） 丹皮钱

酒水各一鐘煎一鐘不拘时服

降氣活血飲

五茄皮钱 红花八分 莪术八分 肉桂六分

杏仁八分 归梢钱（酒洗） 牛膝六卜 赤芍八分

麁仁 一手

童便一鍾 酒一鍾 水半鍾煎一鍾 不拘時服

中續神湯

歸尾 酒洗 一手 紅花 八分 川芎 八分 赤芍 八分

桃仁 廿粒 蒼朮 八分 烏藥 八分 神曲 八分

麥芽 一手 陳皮 八分 蓬朮 八分 肉桂 八分

赤曲 八分 川山甲 炙 一手 柴胡 八分 枳殼 八分

乳香 八分 没藥 八分

酒水各一鍾 煎至一鍾服

護心養元湯

如發熱用此方 不發熱不可用

當歸 一手 川芎 一手 紫蘇 八分 甘艸 八分

生地 一手 附 童便炒 陳皮 八分 遠志 八分 杜仲 一手 益[illegible]

独活六分 柴胡六分 青皮八分 枳壳六分

水弍碗煎服

流傷飲

刘寄奴三钱 骨碎補一钱 玄胡索一钱

水酒各一鍾 重便一鍾 充和温服

和中丸

當歸酒洗一钱 苏木一钱 桃仁一钱

赤芍一钱 烏藥一钱 丹皮酒炒八分

只壳一钱 木香研末不見火一钱 香附童便炒一钱

三稜一钱 蓬术醋炒一钱 川山甲炙八分

檳榔一钱 實各八 沉香末一钱 生甘草一钱

姜黄一钱 玄胡索一钱 乳香一钱

没藥各炙一钱 降香一钱 射香三分 酒浸炙

地鱉虫中 去足　加紅曲炒

右為末煉蜜為丸硃砂為衣每服一錢陳酒空心送下

膏藥方 上　臨貼膏用搗嫩薑汁搽傷處然後貼

當歸一兩　川芎一兩　蒼朮二兩　赤芍一兩

木鱉一兩　川烏一兩　肉桂一兩　麻油四兩

瀝青一兩　松香一兩　乳香三錢　沒藥三錢

丹皮一兩　大黃一兩　草烏一兩

右藥共為細末　上八味用麻油熬濾去渣後下

瀝青松香看軟硬冬天要軟夏天要硬再

下乳香沒藥攤膏貼之

劉伯溫傳製秘方

凡桂骨折不治

凡脛骨碎輕輕用手捺平正皮不破用

黑龍散　皮破者用桃花散

填破口忌風　傷在髮內剪去髮

敷藥自愈

凡頂門破用止血散三匙搽眼上部末藥

凡兩目有損可治凡目崩氣出不收不治凡口出鼻口

纏風不治

斷喉法

凡傷食喉不治　若傷水喉急令人扶住

頭托湊喉管撿緊不令人氣出用大銀針

穿銀絲隔寸許聯將夏有縫

凡肩甲骨脫出何以整治法用校椅當圈住

脇又用軟衣棉被墊平又使一人捉住兩

人拔伸却墜下手腕又曲着腋腕用絹縛之

凡膊骨折若一高蹻平治法先用十八青貼
後用細綢數重補襯又 用粉匣板以長布
縛定收緊

方服接骨丹
骨損金瘡是外傷
折痕輕重細斟量
骨折揣摩折骨正
紙包木皮要安祥
土鱉接骨火神妙
末藥匣服效非常
血出金瘡散搽好
三七松香大粒強
去血过多忌口物

腦髓參芪急又良

跌打內傷瘀血阻

鷄鳴散服自然昌

集念口噤絶渴水

能絶之时免禍殃

秘授禁方

君臣散

肉桂（炒）一兩　紅花（酒浸）三錢　歸尾（酒洗淨）二錢　牛膝（酒浸）錢

赤芍　錢　丹皮　二錢　生地　二錢　烏藥　錢

玄胡索　錢　桃仁（去皮尖酒浸）二錢　杜仲（酒浸炒）錢　川芎　錢

骨碎補（去毛）錢　續斷　錢　加皮　錢　防風　錢

羌活　錢　天花粉　錢　甘草梢　八分

共爲細末，罐收貯，臨服配姜末少許

紫金散

紫金皮 用酒醋浸一夜 瓦上焙干研末，用罐收好

黑神散

黃金子 麻拌炒 罐收用

搥紅散

乳〻、炙 血竭 另研末 罐收用

王龍散

人中白 醋煅七次 罐收用

乳〻散

乳〻、炙 没芷 炙 漢鑄 醋炒七次 用桃肉研細末

骨碎補 去毛 歸尾 [illegible] 硼砂 炒

大黃 血竭 另研 土鱉 火酒醉到焙干

分兩和勻罐收用

一粒金丹

半兩錢 硝炒研末 地鱉蟲 重八厘及斗者良 分兩与上皆

瓜蔞仁 去油為粉 上藥重五錢 三錢共飯糊為丸粟米大 上部半飢下

下部空心送下

八仙丹

生大黃 一兩 巴霜 三錢 自然銅 一兩 醋煅十四次

骨碎補 三錢 净 血竭 三錢 另研 硼砂 一錢 炒

半夏 一錢 乳香 一錢 二錢 沒藥 二錢

歸尾 一兩 去油 自然銅 補碎

血竭歸尾硼砂乳沒巴夏黃加減服八厘下 激

凡跌打不甚傷重筋骨亦可斷用居匠散 紫金散 下 拖紅

散 中下 王號散 二下 和白所由姜葱匠調服 外貼射香奇

不 服即用 匠送下 七日見藥

凡跌打重傷斷骨或腸疼痛

先用八仙丹八五分酒調下待瘀血盡後用獨湯止之
將斷骨接好將金丹七下上下三步酒吞一粒或用乳
香散八厘紫金丹八下居匡散八下黑神散八下
桃花散廿下酒調服再可服煎藥
煎藥方各川芎散一頭腦損用
川芎　白芷　防風　川桂　赤芍　羌活
陳皮　黃荊子　天花粉　五加皮　若踏傷
加桔梗水兩碗酒一鍾姜三片煎八分食後服
桂枝　枳殼　陳皮　紅花　香附　生地　當歸
防風　赤芍　獨活　玄胡索　酒水煎服加童便一鍾
蔓荊散凡眼目損用　白芷　蔓荊子
生地　紅花　川桂　川芎　白水　酒水煎服

杜仲散 凡腰痛損用

肉桂 烏藥 杜仲 赤芍 丹皮 當歸

桃仁 玄胡索 續斷 童便一鍾 酒水半鍾服

杏仁散 凡跌打肚腸作痛用

生大黃 桃仁 去皮尖 杏仁 歸尾 甘草

童便酒煎服

桔梗湯 凡跌打大小便不通用

紅花 蘇木 芒硝 茯苓

澤瀉 桔梗 歸尾 煨大黃

桃仁三十粒 姜三片 童便酒煎服

車前湯 凡大小便不通用

枳殼 當歸 赤芍 車前子

木通 桔梗 大黃 芒硝

柑子根　酒煎加童便服

海桐散　凡傷足用

獨活　牛膝　秦艽　赤芍　茄皮

續斷　肉桂　陳皮　生地　防風

當歸　丹皮　姜黄　海桐皮

作一貼童便酒煎服若痛甚加乳香没藥空心服

射香膏　凡打碎骨皮碎不可服

紅花一钱　白芷一钱　牛膝一钱　歸尾二钱

蘇木三钱　茄皮三钱　靈仙三钱　防風一钱

荆芥一钱　續斷一钱　生地一钱　紫金皮一钱

甘梢　麻黄　麻黄一钱　黄栢一钱

苦參一钱　苡仁一钱　丹皮一钱　肉桂一钱

獨活一钱　髮灰一钱　大黄酒[illegible]

熬膏法

將麻油乙斤 大王紅花等藥浸用
夏天浸一日冬天浸四日入銅鍋熬熬候
藥枯黑色濾去查入陀姜汁各二碗
再濾過入陀乒、二斤 再濾清入过加黄
丹兩淨卅二兩霜將全熬膏成起下
細藥 射乒、乙 乳乒、錢 沒藥錢
用時射乒、另研入膏推貼

象皮膏 凡跌打斷骨皮破用

大黄一兩 川桂一兩 川歸一兩 肉桂三錢 生地一兩
紅花三錢 川連三錢 甘草錢 荊芥三錢 切陀炒
白芨三錢 白蘞三錢

卟 昕用先將陀乒、炙斤四兩溶化即入炒藥陀用熬溶將柳

枝在内攪打得成灰色再下黄占、白占各三两　芨蔹

末并蔴油一斤又同熬滚滚火用麻布七尺绞油入净

水缸内药查倾去将膏在水中捻长块再段四廿块

渐入大锅溶化膏药水气油花红黄满锅且看

油花红黄色渐渐花尽其膏如镜面可以见人方

将膏滴水试老嫩试法膏贴手粘肉为度老加麻

油嫩加陀僧、看老嫩适宜以净百草霜收成膏

配细药地鳖虫一两　血竭五钱　另研　磦硝二钱　煮七次

珍珠五　乳香、一钱　五　没药

药酒方

当归　生地　乌药　三七

牛膝　乳香、　丹皮　廿落得打

川芎　茄皮　防风　独活

杜仲　没藥　姜黄　肉桂
紅花　乾姜　虎骨　當歸
海桐皮　紫金皮　玄胡索　續斷
共入絹代內裝入罐中用酒五斤隔湯煮三
炷香，每日早晚服

又

紅花　活血去傷通用	蘇木　行血通用
當歸　行筋落三用通用	桃仁　去尖去油打碎順氣催動
肉桂　發熱用	乳香　止血痛通用
没藥　止痛	炒陳皮　順氣
草菓　去節治听通用	山羊血　止血
丹皮　補氣　氣	荊皮　去傷
紫荊　血氣背傷重用	山藥　補
茱珠　和血	枳殼　寬胸利氣

杜仲 中西通用加盐水炒 治腰痛
山稜 去食積
玄胡索 治肚痛
射香 行竅
蓬术 去肉積
烏藥 通氣治痛
刘寄奴 去傷通用
通草 治心痛通氣
續斷 行筋落
香附 盐水炒順氣
青皮 通氣
降香 通氣止血
大黄 酒浸行瘀
血茇 吟血
骨碎補 去毛補骨去傷
自然銅 醋炒通用去傷 治骨節痛
川斷 治腰痛通用 損骨用
牛膝 骨節傷用足領 輕
灵仙 去傷
血竭 散血通用
沉香 沉氣
羌活 行筋落上東通 用
獨活 行筋落上中下 通用
川芎 碎不可用頭領 輕
防風 去風寒
虎骨 補骨

地鼈虫 去傷
茯苓 補健皮通用

甘艸 通氣解毒　天花粉 止血
硼砂 心散止血　落得打 治痛去傷通用
兒茶 止血　象皮 收斂
地就骨 收斂　白臘 收斂唫血
輕粉 紫順止血　旧松節 去旧傷
丁香 去旧傷　月石 心散
巴霜 卸　人中白 吹煆去傷通用

先將大黄酒浸將前藥十三味水二碗煎止一碗入大黄在內就傾出將酒煮酒一碗沖和耶服用胡桃肉过隨酒量忌房事

收

跌打損傷方

當歸一兩 去积尾　乳香一兩　没藥一兩

升麻 一錢　天花粉 一錢　白术 一錢
香附 童便炒 八分　蒼术 一錢　荆芥 八分
廣皮 一錢　甘草 一錢　桃仁 八分
生地 一錢　紅花 一錢
陳酒七碗煎至三碗，查再煎，將酒二碗煎一碗，共四碗
每四服胡桃肉過口

奪命七厘散
歸尾 酒浸 二錢　硼砂 二錢　血竭 二錢
自然銅 二錢　巴霜 一錢　無名異 二錢
乳香 去油 二錢　没藥 去油 二錢　大黄 酒炒 八分
骨碎補 酒炒 二錢　地鱉虫 酒炒 八分

又方
人骨 八分　姜义銹 醋煅七次 二錢　地鱉虫 去頭足焙乾 二錢

自然銅（醋煅七次）三錢　無名異（淨末）三錢　地龍（去土焙乾）二錢

巴霜二分　血竭三錢　乳香三錢

沒藥三錢　麝香一分

每服七厘，黑糖調下，酒過口

保命八厘散

專治跌打損傷　打得爛如泥，只須吃八厘

乳香八厘（去油）　沒藥八厘（去油）　血竭八厘

當歸八厘　硼砂八厘　巴霜八厘

地鱉蟲八厘（酒焙去頭足）　共為細末，酒送下，行三次，粥湯補之

此藥八仙聚寶　千金世上難傳

秘方莫與外人言　一服自然有驗

不問內外筋骨　何愁弱損伶仃

無虞一服便安寧　頃刻之間奪命

偹杖方

不救誤傷单救刑　乳香没藥共多各
地鱉虫与真胎骨　自然同用醋淬過
六味將來同研末　煉蜜為丸彈子形
臨形只用三盃酒　那怕黄昏打到明

敷藥方

錦文大黄切片蒸末　独核肥皂去子
入盆在内泥封　文武火煅　十年石灰一兩
入罐文火煆紅　傾火酒一盃在灰罐内
俟完連覆地存性將末將敷患處再落
捋打汁調

又方用就延乙、醋煅 一兩　獐腦 一兩

蒸熟大黄煆　皂子製　石灰　各等分

共擣爛就研末用蔭得打汁、童便煎匜瓦炒汁調就延末以將奇前藥調三味攤延上塗扶傷處綑紮被攤

煖以陳酒飲之

治扶青夾椄秘方

大黃四兩 半夏二兩 白芷三兩

肉桂四兩 甘草二兩

共為末酒調敷患處 內服代扶丹

治足骨夾碎

土鱉 生蟹 合搗爛塗患處

內服乳香散

治足打拐

土牛膝搗爛紮患處

跌傷陰囊

用古銅〻油胡桃同研匯服

咬傷

將栗子咬碎敷患處

抓破面皮

用輕粉姜汁調搽

嗑破頭皮

用棉花搗爛敷患處

跌打損傷　活用方

降〻　導滯去瘀　古銅錢　接骨用

丹皮　服藥　補骨脂　服藥

乳〻　止痛　玄胡　止痛

羌活　止筋骨痛　生地　去瘀生新

歸尾　服藥　烏藥　有冷氣者用

青皮　睛前之氣者用　赤芍　行血

防風　去風寒　川芎　止頭痛

紅花　發葯去瘀血　桃仁　去皮尖發葯

杜仲　鹽水炒止腰膝痛　香附　胸中氣痛

南星　有風用　牛膝　發痛用

續斷　腰用　黃芩　有熱用

五加皮　去傷　土鱉　去頭足傷重用

骨碎補　腰用　自然銅　醋煅腰用

五靈脂　除氣痛　陳皮　順氣行

以上各三錢　好酒二斤

煎服用童便沖和服

跌打好後筋伸不直

黃荊子一兩　續斷八錢　獨活七錢

秦艽 八分 海桐皮 八分 碎骨節 八分

𨿅骨節 八分 共為細末每服三匙服

集藥寬筋湯

寛筋湯

牛膝 肉桂 姜黃 黃芪 白茯苓

當歸 独活 續斷 生地 海桐皮

每藥煎服

人參散

凡骨損將之後不能行動日久四肢無力

人參 白术 肉桂 烏藥 黃芪 當歸 續斷

七味 共煎服

桂皮散

凡跌打通用

跌打損傷除苟藥、
只、壳丹皮乇、附生
桂皮歸尾桃仁粉
乳乇、胡兜功不輕
頭損川芎為引藥
下傷牛膝可加增
大便不通將軍用
桃花蘭葉牡丹皮
姜黃蘇木与當歸
廣皮牛膝川芎地
桃桂乳没并柴胡
童便好酒同煎服
週身重傷立時除

消風散　凡跌打搗風牙関緊切

赤芍藥 八下　川芎 八下　當歸 手

升麻炒 手　羌活 手　陳皮 手

半夏 七下　南星 七下　防風 七下

甘草 三下　作一貼姜三片發寒熱用

麻黄散

肉桂 三下　干姜 七下　半夏 八下

泥立 七下 姜汁製　厚朴 不下　桔梗 七下

只殼 七下　麻黄 去節 三下　蒼朮 七下

川芎 七下　作一貼煎服

升麻湯　凡類偏大愈四肢俱冷

升麻　白朮　附子　麻黄　紅花

川芎　干姜　肉桂　甘草

作一貼姜三片葱頭三个煎服

杏仁湯 凡跌打熱嗽多生痰

肉桂五分 麻黄 桑皮丄 桔梗丄

細辛丄 甘艸丄

作一貼加灯心三十根煎下

血竭散 凡跌打血從口出

髮灰 茅柴根 白蝎 韮根

通用煎方

陈皮王 香附王 木香王 川断王

红花王 當歸王 杜仲王 蒼术王

桂枝王 加葱頭七个連根胡椒一个陈酒送下

重傷用煎方 内傷重不可用

乳香王 肉桂丄 降香王 川断王

杜仲王 以羊血中 茯苓王 射香中

玄胡五 山藥五 加灯心五 桑枝生

水酒各半煎服

地下方止血

寄奴五 烏藥五 降五五 丁五、木

牛膝五 血竭五 肉桂木

加胡椒弍分 葱取七个 水酒各半煎服

傷重末藥第壹方

甘松五 三賴五 白芷五 麝五、生研 木

共為細末 每服陳酒送下 上部食後服

頭傷領經 升麻 川芎 沉五、磨沖

臂傷 川桂枝

脇傷 柴胡 山稜 蓬朮

背傷 延胡索 桃仁去皮尖 川山甲灰炙 荊芥

腰傷　破故紙　杜仲　枸杞子鹽水炒　白茯苓

肱傷　木通　知母　小便不通加車前子　萆薢

足傷　牛膝　宣木瓜　重傷加坑磚

生地　桂枝　加皮　紅花　烏藥

青皮　乳香　澤蘭　沒藥　米仁

羌活　防風　續斷　茅朮　金毛狗脊

秦艽　牛膝　白鮮皮　杜仲　萆薢

歸身　木瓜　川甲　虎骨　桑寄生

以上各五錢　加桂圓肉八兩　胡桃肉八兩

煨胖夾帶膏

製甘石三錢　赤石脂三錢　洋綠二錢

龍骨三錢　乳香五分　沒藥五分

白芷三錢　掃盆五分　固碌五分

白占 少许　海飃硝 少许　冰片 三分

蟾生 一钱　金炉底 二分　樟脑 二分

此药研细末用猪油仝搗烂用油纸夹住用针刺眼贴上

牛黄丸

雄黄 一钱　肉桂 去皮 五分　血竭 一钱　真珠 煅 一钱

蜜虫 一钱　硼砂 炒 一钱　乳香 炒 一钱　没药 炒 一钱

五加皮 炒 二钱　羌活 炒 一钱　红花 炒 一钱　当归 炒 二钱

茯苓 炒 二钱　杜仲 炒 一钱　丁香 炒 八分　麝香 一分

独活 炒 一钱　丹皮 炒 一钱　沉香 炒 一钱　苍术 炒 一钱

地鳖虫 一钱 去头足酒浸　共为细末，加藤黄 一钱 隔煎

用黄连白蜜为丸，每服三分，空心送下 用陈醋

末药方

乳香 去油 二钱　沉香 一钱　寄奴 二钱　茯苓 二钱

川斷二錢 杜仲鹽水炒二錢 玄胡索二錢 丁香一錢

加皮二錢 射香一錢 肉桂八分 骨碎補去毛炒二錢

紅花三錢 加今白二錢 共為細末每服三錢陳酒送下

接骨丹

川山甲醋炒二錢 歸尾酒炒二錢 硼砂醋煅二錢 乳香去油二錢

沒藥去油二錢 製半夏研二錢 骨碎補去毛炒三錢 血竭姜汁煅二錢

傷血海用煎方

骨碎補三錢 烏藥二錢 紅花一錢 千年健一錢 木通一錢

當歸酒炒三錢 玄胡索研一錢 川斷一錢 乳香去油八分 只壳八分

寄奴三錢 東藥八分 加桑枝五枝流水煎

頭傷方

升麻一錢 川芎三錢 归身三錢 桑白皮三錢 加皮三錢

紅花八分 丁香二分 沒藥一錢 參三七二分

加胡桃三个陰水煎服

肩傷煎方

全當歸 錢 元胡索 錢 川山甲 五 土製灰 荊芥 七

桃仁 錢 去尖 桂枝 八分 末藥 七 加葱七根陰水煎服

又方此方傷咽喉立効

氷片 黄連 西角 槐花片 央珀

共為細末加生鷄血塗傷處用此藥再加鷄蛋塗傷處

羨女相思法

相思虫一对炙灰男女交襠布 三分 氷一分 共為末入于茶飯下再書女之年庚押于席下即自来矣

乳内痛方

蒲公英 七 甘菊花 五 牛蒡子 錢 天花粉 五

粉丹皮 錢 小青皮 七 瓜蔞 半個 連皮碎 荊芥 七

連喬二錢 象貝二錢 加橘核 三十粒

楊梅瘡方

硫黄 雄黄 班毛 巴荳 花椒 白凡

六味共研末用菜油条涂

爛臁瘡秘方

蜈蚣一条去頭尾飾炙干研細 銅绿研細末 白肽陳菜

油調貯蚌壳内熬膏用油紙攤貼患處立效

出屎藥

查炭二錢 車前子一錢 廣木香一錢 砂仁一錢

共研細末每服二錢 孩童減半

跌打損傷

少林元機和尚傳仙方

凡人身有一百零八个穴道致命七十二个小穴道前心

華蓋穴受傷者人事不知血迷心竅过三日不治卽时

用藥可治发十个月而死

背後肺底穴受傷者一個月而死必兩鼻出血

左乳上一寸三分上氣穴打中者三十二日死发空執　右拳法

于八日而死　左乳下一分名正氣穴受

傷十二日死　右拳法　六月死

左乳下一寸四分下氣穴受傷三十六日死　右拳法　一月死

右乳上一寸三分上血海穴受傷十六日吐血死　右拳法　九十日死

右乳下一寸三分下血海穴傷十八日鼻孔出血死右乳下

一寸四分受傷七日死　右拳法　五十六日死

當中挑心骨其名黑虎偷心　拳回後施立时救之

其病服藥不除根一百念日死下一寸三分霍肺

穴當时即救多粉服藥不除根一廿日死

再下一寸三分偏左翻肚穴三日死

吃藥不斷根一半日死

臍為氣海血穴　傷者食下消化吃藥不除根發　者五十八日死

又下一寸三分丹田穴精海穴九日死

又再下一寸三分水分穴傷則大小便不通利十二日死

不除根發一年四日死

又再下一寸三分開元穴五日死

右边[illegible]肋毛中　名氣海穴　內点一中者七个月死

右边名血海穴　內点中者五个月死

左边倉脊骨盡處　名章門穴傷者三个月死再

下一分名氣囊穴四十二日死

頭頂心名泥丸宮穴三日死　輕者致聵耳聾

六十四日死

炷

背心第七节骨節兩傍边下一分名百膏穴
受傷吐血痰一月死
再下一分氣海穴一日死
鳩尾骨尽處下一分名海底穴 点中者
七日死
兩小腿名鶴口穴受傷一年而死
脚底心名湧泉穴十四月死
凡三十六大穴道下藥務必仔细用心看傷
上下部左右边問虛實發藥無不應驗
其効如神
華蓋穴傷者引經之藥 枳實 上 良姜 父 再加
十三味煎方又用七厘散 下 即好半胃心行
二經之瘀血行过三次冷粥止之 又用奪命丹
二服
背後第三节骨節 即肺底穴 拳中者九

日死引藥百部 上 紫金丹 三服 可愈

上氣穴引藥 沉香 八分 肉桂 四分 加味十三 益藥肉用七厘

散 料 又奪命丹三服愈

𫞩氣穴引藥 青皮 上 加十三味益藥肉用七厘散

乳香 五分 十三味 一 二帖 奪命丹數服可愈

下氣穴引藥乳香 一錢 廣皮 一錢 肉用七厘散

又用十三味益藥又奪命丹 二服 可愈

上血海穴 一 金寄奴 也 羊血 更炒 加十三味益藥肉

又用七厘散 一分 再奪命丹三服可愈

下血海穴 五靈脂 一錢 炒蒲黃 一錢 用十味益藥肉

用七厘散 一錢 二貼又奪命丹 三服 即好

乳下寸兩傍边一分受傷引 石菖蒲 上 枳殼 一錢

加益藥肉用七厘散 一錢 十三味 一貼

放

里虛偏心傷方　肉桂匕　川貝匕　加益菓肉用七

厘散二分　又壽命丹三服第二服用十三味煎藥二帖愈

下部不可走動為要

翻肚穴　紅豆蔻五分　木香五分　加益菓肉用七厘

散三錢每服匕　又壽命丹三服又加減十三味方又用

紫金丹三四服即愈

氣海穴　桃仁匕　加益菓肉用七厘散一分　壽命丹三四

服愈又十三味煎帖下部不宜走動

丹田穴　木通五分　山稜匕　用七厘散一分　十三味煎藥即愈

一、關元穴　車前匕　青皮匕　加益方肉用七厘散一分　又壽

命丹三服即愈

水分穴　踢中　蓬朮匕　三棱匕　加益方肉用七厘散

二分　加十三味煎帖即愈　真

氣穴門 五加皮ヱ 羌活ヱ 用七厘散一匁加

壽命丹三の服

章門穴 帰尾ヱ 蘇木ヱ 用地鼈紫金丹

三の服

曲地穴 丹皮ヱ 紅花ヱ 壽命丹三の服加薑薬

弐帖

一血嚢穴 蒲黄ヱ 韭子ヱ 壽命丹三の服加薑方弐帖

一泥丸宮穴 姜黄ヱ 蒼耳子ヱ 壽命丹三の服愈

、百會穴 杜仲ヱ 故紙ヱ 壽命丹三の服加十三味方帖

、段氣穴 故紙ヱ 烏薬ヱ 地鼈紫金丹三の服

、背經穴 桃仁ヱ 紅花ヱ 壽命丹三の服

命門穴 桃仁ヱ 前胡ヱ 壽命丹三の服十三味、

方弐帖

計

海底穴　大黄錢　朴硝　壽命丹三の　紫金丹三の服

鶴口穴　牛膝錢　苡仁錢　紫金丹三の服

湧泉穴　木瓜錢　牛膝錢　壽命丹三の服

听耳穴　川芎錢　細辛錢　壽命丹三の服

加減十三味方照傷增減

五加皮五分　砂仁八分　肉桂錢　靈脂錢

蒲黄錢　青皮錢　寄奴錢　香附五分

杜仲錢　廣皮五分　歸尾五分　紅花錢

葱白引　陳酒煎服

新傷十弍味方加減十五味

寄奴錢　青皮錢　桃仁錢　香附錢

紅花錢　木香錢　蓬术錢　砂仁八分

赤芍五分　烏藥錢　骨碎補五分　歸尾五分

胡索五分　山稜五分　莪术錢

傷重大便不通加生軍二錢 葱白三個
陳酒煎服下身不可動

接骨吊傷外敷藥

生軍三錢 桃仁一錢 樟冰二錢 射香八分
赤芍一錢 用鷄蛋白燒酒調敷即提出重傷為妙

吊傷外敷方

樟冰二錢 生軍二錢 栢末二錢 當歸二錢
紅花二錢 五瓜皮二錢 射香二分 乳香八分 三錢
没藥二錢 赤芍二錢 血竭二錢 酒曲十個
已上各藥研為細末用糯米飯搗均燒酒和好塗敷患
處用絮花縛裹腰切不可見風數日重傷即吊出

秘傳跌打傷方

紅花一錢 蜜炙 自然銅二錢 當歸一兩 酒炒 虎骨 醋炒 水
土鱉一錢 蜜炙 川牛膝二錢 川烏一錢 草烏二錢 姜汁炒

甘艸八分 炙 烏藥炒 一錢 血竭一錢 蜜炙 細辛一錢 炒 乳香去油 一錢
馬蹄沙一錢 五加皮炒 一錢 肉桂一錢 廣木香 炒 一錢 山七一錢
桂枝炒 一錢 杜仲一錢 透骨艸一錢 麝香一分 沒藥去油 一錢
南楊花炒 二錢 以羊血一錢 火燒 加五子一錢

已上將藥共研細末每服四分將酒沖服此藥收將不可輕用

七厘散

硼砂八分 硃砂一錢 血竭一錢 地鱉八分 土狗全 一錢
赤芍一錢 归尾一錢 紅花一錢 五加皮一錢 枳實一錢
蘇木一錢 木香一錢 生軍六分 巴豆霜一錢 青皮一錢
廣皮一錢 胎骨一錢 麝香一分 酒浸 茄根一錢 烏藥一錢
生蒲黃一錢 蓬朮一錢 生地一錢 五靈脂一錢 肉桂一錢
山稜一錢

此藥共研細末傷重者二分五厘傷輕者一分五厘研細
貯將待用

劳傷藥匯方

生地一钱　當归二钱　红花二钱　破故纸二钱　杜仲一钱
川断二钱　秦艽一钱　乌药一钱　桃仁一钱　牛膝三钱
泽泻一钱　虎骨一钱　松节二钱　加皮一钱　丹皮一钱
遠志肉一钱　桂枝二钱　白茯苓一钱　黄芪一钱　麦冬一钱
[illegible]二钱　胡索一两　枸杞一钱　桂圆肉五两　大枣十两
皇荆根二两
此藥用好酒十斤，蓋三炷香，退火七日，服一鍾，將好酒冲服。

接骨方

羌活八分　生軍一两　桂枝八分　自然铜一钱　醋煅七次
地龍七条　去头　归尾一两　地虎一两　火酒炙　土狗十九条　酒炙
血竭一钱　胎骨一钱　連翹八分　乳香一钱
没藥一钱　白占半分　碎補一两　去毛炙

已上共研細末，貯好，每服二錢，陳酒沖服。

二十四氣藥酒丹方

白茄皮二兩　没藥一兩　射香一錢　杜仲二兩
當歸二兩　防風五錢　甘草三錢　川芎五錢
羌活五錢　蒼术一兩　白芍五錢　枸杞一兩
虎骨一兩　熟地二兩　秦艽五錢　生地一兩
川斷一兩　黄芪一兩　石斛一兩　川烏一兩
肉桂五錢　海桐皮五錢　五加皮二兩　白芷一兩

上部傷方

白芷五錢　血竭五錢　細辛八分　乳香一錢五分去油
羌活五錢　青皮五錢　硃砂五錢　没藥一錢五分去油
生地一兩　虎骨五錢　車前五錢　歸尾一兩
碎補六分　鬱金五錢　桂枝五錢　川芎五錢

以上陳酒服

中部傷方

生地 千　白芷 上　地鱉 三个　加皮 丰

川芎 上　秦艽 八下　乳香 丰　紅花 丰

川斷 上　血竭 上　沒藥 各丰　甘草 八下

猴骨 王　用好酒煎好酒沖服出汗即愈

下部傷方

木瓜 上　蘄蛇 王　靈脂 王　防己 王

狗脊 上　然銅 丰　生地 丰　秦艽 丰

加皮 丰　碎補 丰　歸尾 上　牛膝 丰

川芎 丰　赤芍 八下　故紙 八下　肉桂 八下

杜仲 八下　用陳酒煎服

左邊傷

兔絲子 八下　紅棗 三个　陳皮 上　半夏 王

赤芍一钱　胡索一钱　甘草五分　山棱八分

莪术八分　灵脂一钱　首乌八分　鳖甲一钱

乳香五分去油　没药五分去油　桃仁一钱　龙胆草八分

红花一钱　赤苓一钱　用水酒煎服出汗即愈

右遍伤

蓬术一钱　红花一钱　归尾一钱　胡索一钱

蒲黄五分　姜黄一钱　赤芍一钱　甘草五分

桃仁一钱　鳖甲一钱　木香一钱　牛膝一钱

香附一钱　龙骨一钱　厚朴一钱　灵脂一钱

丹皮一钱　活血丹八分　首乌八分

用水酒煎服出汗即愈

周身伤方

生地黄一钱　白芷一钱　肉桂一钱　玛瑙一钱　乳香一钱

麒麟竭一钱　零化儿一钱　没药一钱　刘寄奴一钱　归尾一钱

川芎一钱　青木香八分　活血丹一钱　枳壳一钱
紫金丹一钱　肢骨二钱
若身上胸前用此十六味，各作二帖，用酒二斤煎出
药性再用冷酒冲服。各伤照添，無不效验。
伤在上加防风一钱　羌活一钱　紫苏一钱　胃呕吐加藿香一钱　砂仁一钱
查肉一钱　肚大便不通加木通二钱　车前二钱　赤芍一钱
两脚加胆草二钱　苍术二钱　脚上加故纸一钱　杜仲一钱
川芎一钱　羌活一钱　两手加桂枝二钱
两足加牛膝一钱　加皮一钱　木瓜一钱　粉半夏八分
两肋加白芍一钱　蔓荆子一钱　白蒺藜一钱
前药十六味照方共研细末，照汤引添用，無不
应验也。
跌打伤方　各十八路诸候阆遣用
归身一钱　丹皮六分　紫荆皮六分　秦艽八分

杜仲八 川断八 十大功劳八 生地手
牛膝手 乌药五 苡仁手 虎骨一两
川芎四八 羌活卜 白芍六八 红花一钱
官桂八 姜黄五
跌打损伤筋不神
续断八手 独活五 秦艽八 海桐皮八手
碎骨节二 犬骨节二 黄荆子一两
共研细末每服五钱 连服三四次
宝筋汤
牛膝五 肉桂五 姜黄五 黄芪五
白茯苓五 海桐皮五 川归五 独活五
续断五 生地五
此药用将酒并空心服

專治跌打損傷方

乳香(去油)一錢　归尾一錢　川芎一錢　没藥(去油)一錢　射香〤

巴霜一錢　血竭五分　自然銅一錢(火煅醋淬七次)　硼砂〤

半兩錢一分　用好酒為丸每丸五分每服一丸

用好酒送下盖被出汗肚作瀉數次用冷粥湯送下即好

又方

碎補二錢　當归二錢　茜根二錢半　加皮三錢　紅花三錢

赤芍三錢　[illegible]三錢　續斷一錢　莪术三錢　桃仁三錢

香附三錢　烏藥三錢　胡索三錢　草烏二錢　川芎三錢

杜仲三錢　功劳三錢

下身作痛加牛膝　楓樹㯶一分　用好酒煎服

飛龍奪命丹

硃砂三錢　蓬术二錢　桂枝三錢　苏木一錢

非子三錢　生蒲黄三錢　赤芍三錢　秦艽二分
歸尾一錢　羌活二錢　山稜二錢　枳實二分
肉桂二錢　射干、三錢　靈仙三錢　寄奴三錢
廣皮三錢　土狗三錢　腊骨一錢　前胡二錢
地鱉八分　自然銅八分　五加皮八分　烏藥二分
青皮三錢　川貝三錢　玉附八分　硼砂八分
廣木香八分　胡索二錢　葛根二錢　血竭八分
以上三十二味共研細末，輕者一分，重者三分，最重者一錢
陳酒送下醉罷睡好

地鱉紫金丹

地鱉八分　烏藥二分　土狗八分　血竭八分
蘇木三錢　玉附八分　青木香、三錢　自然銅八分
桃仁一錢　歸尾三錢　月石八分　腊骨二錢
胡索一錢　川貝二錢　紅花二錢　枳殼三錢

廣皮三錢 青皮三錢 硃砂三錢 射香一錢
肉桂三錢 木通三錢 申姜三錢 杜仲三錢
蓬朮二錢 故紙二錢 秦艽三錢 川斷三錢
桂枝三錢 黨參三錢 羌活三錢 牛膝三錢
松節三錢 赤芍三錢 丹皮二錢 靈仙三錢
赤苓三錢 梔子三錢 山稜二錢 靈脂二錢
當歸根三錢 遠智肉三錢 蒲黃三錢 澤瀉二錢
枸杞三錢

共四十五味 共研細末貯好每服三分好酒送下

跌打煎方

川山甲三錢 柴胡二錢 花粉三錢 當歸三錢
紅花一錢 生軍一兩酒浸 桃仁一錢去皮尖 乳香一錢
自然銅三錢酒炙醋炙四次 碎補三錢 蘇木三錢
靈脂三錢 用陳酒煎好將地鱉蟲一錢沖服 輕者一帖 重者二帖

偏中部腸方

红花八　厚朴八　枳实八炒　独活八卜

木通八　归尾酒炒上　川芎上　赤芍五

丹皮蜜炒王　補骨炒研五　生地王　五加皮王

桑皮八　杜仲炒上　青皮上　乳香五

没藥　桑寄　羌活上　甘草八　桃仁上

陈酒煎服出汗即愈

血流不止方

花粉三两　蒲黄两　赤芍两　白芷两

共研细末，敷上立止

週身末藥方

歸尾三王　乳香二王　生軍王　红花王

延胡二王　蘇木王　自然铜王　蘇木王

骨碎補王　地鱉一个　血竭二王　川断三王

月石一钱 牛膝二钱 三七二钱 没药一钱
川乌一钱 杜仲二钱 木瓜一钱
照方各研细末，将酒冲服

煎药方

归尾一钱 川芎一钱 桃仁十八粒 生地二钱
乳香一钱、廿 末药廿 乌药一钱 泽兰一钱
苏梗一钱 生姜三片
用将酒水煎服，和时加童便一钟

又方

当归二钱 红花二钱 虎骨二钱 自然铜一钱
五加皮二钱 碎补二钱 川乌八分炒 草乌八分炒
土鳖一钱 桂枝二钱 龙眼五枚 红枣五枚
胡桃二个 水煎酒冲服

末药方

當歸三錢　紅花三錢　廣木香三錢　米花朮二兩

自然銅三錢（醋煆七次）　古銅錢三錢　無名異三錢（醋煆七次）　肉桂二兩

螃蟹三錢　續斷三錢　牛膝一兩　龍骨三兩（醋炒）

血竭三兩　蘇木三兩　乳香二兩

膏藥方

乳香、　押猬　射香、　沒藥　象皮

龍骨　松香、　花飛礬　金鎗鐵扇散

村楊香、（即松香、中里三夫）　老村香、　如藥方

以陜西等棧飲多用松香、黃臘，即塗棧內數十年過[illegible]棧松

棧內之香、臘，即名老村香，東南省俱無，即數百年棧內陳

石灰代之，亦效。上下一服研末貯罐中，遇有刀傷，以藥敷之，

以扇搧傷處，忌卧熱處，恐發腫傷，黃速煎水，用鵝翎蘸之

即消

御製壽方

跌骨玉　红花玉　当归玉　五加皮玉　桂枝玉
地骨皮玉　乳香玉　没药玉　骨碎玉　香樟玉
甘草玉　桑叶玉　野料豆玉　胭脂叶玉　千年健玉
桃仁玉　威灵仙玉　川乌玉　川乌玉　落得打玉
蒲公英玉　青盐玉　故纸玉　防风玉　橘红玉
白腊玉　方便草玉　洗手踏三玉　青布一方

拳傷十二味藥方

赤芍年　归尾年　香附年　桃仁王
胡索年　碎补年　三棱年　蓬术王
青皮王　乌药王　木香王　莪术王

劳傷藥酒方

生地生　牛膝生　乌药生　杜仲生
加皮生　黄芪炙　茯苓生　远志肉生
丹皮生　秦艽生　枳壳三玉　桃仁王

澤瀉　枸杞　骨脂　胡索

虎骨節　當归　紅花　續斷

桂枝　香附　白茄根　胡桃

棗頭　好酒十斤

勞傷煎藥方

赤芍　當歸　紅花　加皮

碎補　青皮　烏藥　枳殼

續斷　補骨脂　秦艽　砂仁

加葱頭四个　陳酒煎服

腰痛末藥方

南星　川芎　杜仲　香附

附片　甘草　當归　兎絲子

茯苓　生軍　七厘散（另冲服）　硼砂

珠砂三钱 腊骨三钱 蝎血八卜 地鳖三钱
土狗三钱 赤芍三钱 加皮三钱 巴霜三钱
大黄三钱 山棱二钱 木香一钱、桔 青皮三钱
广皮二钱 灵脂二钱 蓬术二钱 肉桂三钱
射香一分 共研末，偏重弍分半，轻者壹分半，陈酒送下，温过三四次，以冷粥汤止之

痛气方

秦艽三钱 牛膝三钱 桂枝三钱 川断三钱
木瓜三钱 防风三钱 羌活三钱 青皮二钱
用酒煎服

益药伤方 十三味，凡各处加各药

归尾三钱 乳香、没药三钱 赤芍三钱 杏仁三钱 枳壳三钱
青皮三钱 红花三钱 木香三钱 丹皮三钱 木通三钱
桂枝三钱 秦艽三钱 桔梗三钱

頭上加川芎一錢　白茯苓一錢
身上加川枝一錢
左脇上加炒柴胡一錢
右脇上加羌活一錢　山礬
胸傷加五灵脂一錢
腰傷加五灵脂一錢
小腸加車前子一錢
小便加淡竹叶一錢
大便加大黄一錢　遠志一錢　丹參一錢
下部加牛膝一錢
脚下加寄奴一錢
漸臍之血不通加松節一錢

以上各傷之藥同上十三味，用井水煎，好酒沖服

劳傷丸藥方

生地 二兩　熟地 二兩　遠志肉 二兩　柏子仁 二兩　天門冬 二兩

柔髮 二兩　當归 二兩　杜仲 二兩　川牛膝 二兩

麦冬 二兩　黄芪 一兩五錢　補故紙 一兩五錢　枸杞子 一兩五錢

打傷末藥方

當归 二兩　鬱金 二兩　虎骨 二兩　烏藥 二兩

肉桂 五錢　血竭 二兩　柔茴行 二兩　自然銅 二兩

升麻 二兩　紅花 二兩　獨活 一兩五錢　廣木香 二兩

三七 五錢　生地黄 二兩　人精骨 一兩五錢　杜仲 二兩

川烏 二兩　没藥 一兩五錢

敷藥方

生南星 一兩　生半夏 一兩　白芥子 一兩

各研细末，用鷄子白調敷，葱汁、韭菜汁均可

筋傷根痛方

防風工　丹參工　續斷工　加皮工　防己工

牛膝工　靈仙工　木瓜王　苡仁王　皂木王

乳香王　肉桂王　烏藥廿　蒼朮廿　川附廿

大刑夾棍方

桂枝王　木香灰王　杞子王　樟腦两

大黃两　木香紫　射香工　狗油廿

自然銅八分

長肉藥方

松香两　赤石脂两　滑石八分　熟明礬两

共研細末先將松香化開熬熱再入三味和熬倒於石上

冷成塊研細末用

敷藥方

荊皮一錢 白芷一錢 班毛一錢 红花一錢 全蝎一錢

艸烏一錢 上樵十 研末薑汁調敷

金瘡藥方

簡便方

生南星 生半夏 各研細末

打拳洗手方

荊皮一錢 防風一錢 透骨艸一錢 樟木四

红花一錢 兢骨五 自然同一錢 踏煅 食盐四

虎掌三錢 鶴爪一对 土鱉十个 滴踏十斤

艸烏三錢 川烏三錢 共煎為湯

煎劑

红花四 胡桃廿 當归一四 蘇木四

用童便一鍾 陳酒三斤 雞肉 煎一碗 空心服

又

红花五 杏仁五 生軍五 归尾五 廣皮五

枳殼錢　木通錢　牛膝錢　蒼术錢

用童便河水各半煎八分加蒲黄八分冲服

内傷氣食方

紅花　枳殼　檳榔　厚朴　蓬术　桃仁

大黄　黄芩　柴胡　青皮　朴硝

用水二碗煎至一碗入大黄朴硝一沸即起五更空心服下數次冷粥止

浸濕方

白芍　花粉　生地　熟地　茯苓　厚朴

自然銅　骨碎補　參丹　陳酒浸服

傷科秘方

提要 趙 黎

安徽博物院藏新安孤本珍本醫籍叢刊
第四輯

内容提要

《傷科秘方》，不分卷，清代醫家安文、定文輯，是一部記述外傷證治的著作。

一、作者與成書經歷

安文、定文，清代休寧人，生卒年不詳。關於其生平，地方志、史書均未見載。

二、版本

《傷科秘方》現存一種民國抄本，抄載时间不详，藏於安徽博物院。《中國中醫古籍總目》失收。全本共一冊，四眼綫裝，開本尺寸縱二十三點五厘米，橫十六厘米，無框。正文半葉八行，大字每行十八至二十五不等。封面有『傷科秘方』『安定文記』字樣，扉頁上有朱文『紫廷』篆書陽文印章。

三、基本內容與構成

《傷科秘方》內容可分為四部分。開篇至原書第三十一頁『專治傷科接骨入骱仙方』屬第一部分內容。作者認為人之周身穴位，靈神所在，傷之則致命，共記録了二十多個穴位為拳腳所傷後的情況。每條記録開篇先言經穴之部位名稱，次言為拳腳所中症狀及死期，再言所治急需之方劑，附方藥及用法於其後，最後或言若以為拳泛而輕視失治之死期，後附與之前急用方配合使用的常用方藥。從『專治傷科接骨入骱仙方』至原書第四十二頁『周身骨數』為第二部分。此部分主要記載了『專治傷科接骨入骱仙方』『專治刀傷金創藥方』『治上部兼頭面破傷煎方』等十餘首方劑，內容包含人身頭面，上、中、下創傷，刀傷金創，跌打損傷，等等。第三部分為『周身骨數』，細數男女身之節數，又附穴位二十七個，經穴圖四幅。第四部分為『周身骨數』至末尾，主要為損傷科與領經藥。損傷科記録了三十餘首方劑，涉及的劑型有丹、散、膏、煎等，涉及的內容有跌打損傷、接骨、麻藥、蛇咬、虎犬人咬傷、吐血、鼻血等，方後大多附有詳細的加減應用之法。『引領經藥』『領經藥』則羅列了不同部位和不同穴位對應的引經藥。

四、學術特色

（一）別出心裁，外傷穴位相結合

歷代醫家論外傷少談穴位，論穴位之傷多是簡單提及針刺失誤之後果。本書角度獨特，將外傷與經穴聯繫在一起，詳細記録了多個穴位受到拳傷後的症狀及治療，令人耳目一新，擴展了對腧穴外傷的認識與治療思路。

（二）獨樹一幟，從穴位引經論治

引經藥在方劑的應用中並不鮮見，然這些引經藥多為一二味，或引藥入臟腑，或引藥入局部，本書則在兩者之外另立一種穴位『引領經藥』『領經藥』。如華蓋穴『引領經藥』加『良薑、枳實』，湧泉穴『領經藥』加『木瓜、川牛膝』等。且書中對引經藥的認識不止於此，倘若是以穴位受傷為主者，甚則以方為引，再加『七厘散』等藥進行治療。此種認識對於臨床論治很有啟發。

安徽中醫藥大學　趙　黎

傷科秘方

安定文記

每日靈神所在之穴傷之大忌開例於後

初一 足大指
初二 足外踝
初三 股內
初四 腰
初五 口
初六 手

初七 內踝
初八 手腕
初九 尻
初十 腰背
十一 鼻柱
十二 髮際

十三 牙齒
十四 胃脘
十五 扁身
十六 胸前
十七 氣衝
十八 股內

十九 足
二十 內踝
廿一 手小指
廿二 肝
廿三 肝足
廿四 手陽明

念五 足陽明
念六 胞
念七 膝
念八 陰子
念九 膝脛
叁拾 足趺

凡週身有三百六十六節七十二小穴傷則致命

三十六大穴傷則致命

有大筋七十二　小筋三百六十手　四肢七十二穴

有八萬四千毛孔　五臟開七竅

舌為心之苗　目為肝之　肺　耳為腎之穴　鼻為肺之

竅　口為脾胃之門　髮為血餘　齒為骨餘　指甲為筋

餘　糞肝為開鬼門通小便為結淨

前為羞盖穴拳打中者人事不醒血迷心竅三日無救以心血為主傷攻胃氣週身氣血不行緩則死急用領絲煎劑方開例於後

五茄皮二錢　五灵脂二錢　刘已奴二錢　延胡索五分　枳壳二錢

杜仲二錢　香附三錢　归尾三錢　肉桂三錢　廣皮二錢

蒲黄二錢　青皮二錢　红花五分　良姜八分　砂仁五分

用陳酒水各半煎好加七厘散五分冲服以待心胃兩经瘀血待大便三次恐其再瀉以冷粥一杯止之再服奪命丹二服

用藥不斷根或以為拳泛而輕視者十個月死

背脊骨第七節為肺底穴拳打中者九日內兩鼻出血而死急

用頌輕煎方

五靈脂一錢 延胡索錢五 劉寄奴一錢 五茄皮一錢 杜仲錢五

香附一錢 枳殼一錢 肉桂一錢 青皮一錢 桑皮一錢

廣皮錢五 歸尾二錢 紅花八分 砂仁六分 百部八分

蒲黃一錢

用陳酒水各半煎好 加七厘散一下冲服 再服奪命丹三服

拳泛者一年死

左乳下一寸三分為上氣血金鎗打中者卅二日發寒而死拳泛者一百六十四日死急用經神效方

香附钱 归身二钱 蘇木钱 青皮钱 冠壳钱 红花五分

杜仲钱半 廣皮钱 蒲黄钱 砂仁五分 沉香钱 肉桂三分

延胡索钱半 五加皮钱 加活地鱉虫七個

用酒水各半煎好加七厘散二下冲服 再服奪命丹三服

左乳下一分為正氣穴冲拳打中者十弍日死拳泛者六十日死

當归八分 红花二钱 羌活一钱 独活二钱 杜仲一钱
防風二钱 陳皮一钱 川貝一钱 乳香二钱 末药一钱
廣木香一钱 五加皮一钱
用陳酒水各半煎好加七厘散二分半冲服 再服奪命丹三服

右乳下一寸三分為上氣海穴外金瘡打中者十六日吐血而
死拳送者九十日死急用經神方
蒲黄二钱 红花八分 青皮一钱 當归二钱 玉金一钱
蘇木二钱 陳皮一钱 沉香一钱 延胡索一钱 真山羊血二钱

地鳖虫 活者七個

用陳酒水各半盞，將加七厘散下沖服，行瘀血，再服奪命丹三服

右乳下一分名為正氣血海穴，劈拳打中者十八日吐血而死，拳泛者六十日死

枳殼一钱　杜仲二钱　蒲黄二钱　陳皮一钱　香附一钱

青皮一钱　當歸二钱　玉金三钱　五加皮三钱　五灵脂三钱

刘寄奴三钱

用滚水各半煎好加七厘散贰分七厘冲服　再服奪命丹服三

右乳下一寸四分為下血海穴直拳打中者卅六日下血而死

拳泛者一百五十四日死

五靈脂三钱　防風二钱　羌活一钱　陳皮一钱　木香一钱

蒲黄一钱　藁木二钱　独活一钱　归尾二钱　乳香五分

木通五分　五加皮三钱

用陳滚水各半煎好加七厘散贰分七厘冲服　再服奪命丹

三服

乳下一分兩傍偏三分名為一計害三賢心肝肺三經受傷直

拳打中者七日死拳泛者五十六日死

五靈脂一錢　防風一錢　川貝三錢　羌活一錢　枳殼一錢

蒲黃一錢　陳皮一錢　青皮一錢　紅花八分　延胡索一錢

乳香一錢　沒藥一錢　砂仁八分　當歸一錢　劉寄奴一錢

五加皮一錢　石菖蒲一錢　獨活一錢

用酒水各半煎好加七厘散三分冲服　再服奪命丹三服

心口中名為黑虎偷心 上挿拳打中者立刻眼昏人事不省拳

回氣絕拳泛者一百廿日死急用服引經藥方

五靈脂 二錢 延胡索 二錢 五加皮 二錢 列巴戟 二錢 蒲黃 二錢

肉桂 一錢 陳皮 一錢 紅花 八分 當歸 三錢 丁香 [illegible]

用陳酒水各半煎好用加七厘散三分冲服再服奪命丹三服

心下一寸三分偏右肺穴拳法在肺底穴下半分劈拳打中者

即人事不省拳泛者一百廿日死急服此方

肉桂 一錢 蒲黃 二錢 枳殼 一錢 防風 二錢 紅花 一錢

川贝一钱 当归一钱 羌活一钱 陳皮三钱 刘巳奴二钱

地鳖虫七個

用陈酒水各半煎好，加七厘散三下冲服，再服奪命丹三服

心下一寸三分偏左一分為翻肚穴，冲天炮上捶拳打中者一日而死，拳泛者一百七十日死，急服此方

红荳蔻三钱 当归二钱 延胡索三钱 廣木香三钱

刘巳奴三钱 蒲黄三钱 五加皮三钱 羌活三钱

苏木二钱 陳皮三钱

用酒水各半煎好加七厘散三下冲服再服奪命丹三服

臍内為氣海穴踢膝下打中者廿八日死拳泛者九十六日死

當归三錢 杏仁一錢 防風錢半 白芍一錢 陳皮一錢

蘄艾三錢 蒲黃錢半 香附一錢 延胡索一錢 刘寄奴錢半

用酒水各半煎好加七厘散三下冲服再服奪命丹三服

臍内一寸三分為丹田精海穴打中者十九日死拳泛者一百

〇十八日死急服此方

山稜一錢 莪术一錢 蒲黃一錢 木通一錢 赤芍一錢

木通二钱 山積一钱 苏木三钱 蒲黄一钱 陳皮一钱

延胡索二钱 木香五分 羌活一钱 當归三钱 红花一钱

劉寄奴二钱 独活一钱

用酒水各半煎好加七厘散一钱再用奪命丹三服 後服

精濁穴下一寸三分名為分水穴踢中者大小便不通十三日死

拳泛者目六十日死急服此方

山積一钱 苏木一钱 蒲黄三钱 木通三钱 赤芍一钱

蓬莪术一钱 木香五分 杜仲三钱 廣皮一钱 當归三钱

青皮一錢　劉寄奴二錢

用陽水各半煎好加七厘散二分七冲服奪命丹三服後服

分水穴下一寸三分為買元穴打中者五日死急用此方

羌活一錢　木通一錢　蒲黄二錢　獨活一錢　蒼术一錢

紅花一錢　青皮一錢　赤芍一錢　防風一錢　肉桂八分

川斷二錢　杜仲二錢　枳殼二錢　乳香五分　沒藥五分

五加皮二錢　五靈脂二錢　劉寄奴二錢　麝香五分　延胡索二錢

陳皮一錢　當归三錢　砂仁八分　桑寄生二錢

用酒水各半煎好加七厘散弍分半冲服 再服奪命丹三服

左边肤肋臍毛中名為氣海穴打中者六日死 急服此方廿四味加減

陳皮一钱 茯苓二钱 桑紀生三钱 刘已奴三钱

枳实一钱 蒲黄一钱 砂仁八分 木通一钱

韭子三钱 五加皮三钱 赤芍三钱 防風一钱

独活一钱 羌活一钱 五灵脂三钱 青皮一钱

苏木二钱 杏仁三钱 红花一钱 肉桂八分

當归二钱 麝香八分 杜仲三钱 川断三钱

用酒水各半煎服　再服奪命丹三服

左边肋稍尽處骨稍為章门穴打中者五十日死

五灵脂 二钱　宣木瓜 二钱　杜仲 一钱　红花 一钱　肉桂 三分

砂仁 五分　桑寄生 二钱　當归 一钱　桃仁 二钱　茯苓 一钱

廣皮 一钱　秦艽 一钱　蒲黄 二钱

用酒水各半煎好服　再服奪命丹四服

章門穴下一分為（氣）囊穴打中者四十二日死

蓬莪术 一钱　桃仁 一钱　苏木 一钱　茯苓 一钱

归尾 二钱 红花 一钱 刘寄奴 三钱 羌活 一钱

白芍 三钱 木通 一钱 陈皮 一钱 蒲黄 三钱

用陈水各半煎好服 再服夺命丹一服

右肋稍尽处软稍为地门穴打中者六十日死

延胡索 三钱 宣木瓜 三钱 桑寄生 三钱 五加皮 三钱

丹皮 一钱 茯苓 二钱 陈皮 一钱 木通 三钱

红花 三钱 赤芍 三钱 防风 三钱 秦艽 三钱

当归 二钱 杜仲 二钱 香附 半

用陽水各半煎服　再服奪命丹三服

地門穴下一分為血囊穴打中者四十日死

蒲黃一錢　桃仁一錢　茯苓三錢　陳皮一錢

木通五分　歸尾二錢　蘿蔔子一錢　杏仁五分

白芍一錢　杜仲二錢　青皮一錢　牛膝五分

用陽水各半煎服再服奪命丹三服

頭頂心為泥丸宮穴打中者二日死　輕者頭脹耳聾六十

日死

四

蒼耳子 钱半 羌活 一钱 防風 一钱 當归 钱半

枳壳 一钱 粉丹皮 一钱 川芎 钱半 红花 一钱

茯苓 二钱 陳皮 一钱

用酒水各半煎服 再服奪命丹四服

两耳下空屬名為听耳穴点中者二十四日死

延胡索 钱半 川芎 八分 茯苓 二钱 苏木 钱半

廣皮 一钱 羌活 一钱 五加皮 钱半 细辛 一钱

枳壳 一钱 乳香 五分 杏仁 钱半 独活 一钱

用酒水各半煎服　再服奪命丹三服　再服药酒

背脊骨第七節下一分兩傍边為百骨穴打中者吐血痰十個月死

五灵脂三钱　桃仁一钱　蒲黄三钱　杏仁三钱

骨碎補二钱　當归二钱　刘寄奴三钱　末叶八分

乳香八分　杜仲二钱　茯苓三钱　羌活一钱

桃求五分　川断三钱　红花一钱　川芎一钱

用酒各半煎服　再服奪命丹三服

一百骨穴下一寸一分為後梁穴，打中者立刻而死

補骨脂 三錢　烏藥 一錢　茯苓 二錢　蒲黄 三錢
當歸 二錢　杜仲 一錢　五加皮 一錢　枳殼 一錢
蘇木 一錢　廣皮 一錢　川斷 一錢　秦艽 一錢
延胡索 三錢　五靈脂 三錢　赤芍 一錢　杏仁 一錢
用酒水各半煎服　再服奪命丹三服

兩腰眼中左為腎經穴，打中者十三日發笑而死

桑寄生 三錢　杏仁 一錢　杜仲 三錢　廣皮 二錢

肉桂外　红花一钱　五加皮一钱　川断钱半
茯苓二钱　丹皮一钱　川芎一钱　青皮一钱
秦艽钱半　蒲黄钱半　當归二钱　白芍钱半
木瓜钱半　羌活一钱
用酒水各半煎服　再服奪命丹四服
右為命門穴打中者日半死
杜仲钱半　桃仁一钱　前胡一钱　苏木二钱
陳皮一钱　茯苓二钱　全當归二钱　红花一钱

白芍 钱 白术 钱 川芎 钱 牛夕 分
枳实 分 秦艽 分 蒲黄 钱 木通 分
羌活 分 砂仁 三下
用酒水各半煎服 再服夺命丹三服

尾稍尽头下一分名为海底穴点中者七日内死
生大黄 分 延胡索 钱 桃仁 分 蒲黄 分
独活 分 丹皮 分 天花粉 分 宣木瓜 钱
红花 分 羌活 分 独活 分 广皮 分

茯苓 三钱 五灵脂 一钱 赤芍 钱半 青皮 一钱

木通 一钱 加黄粉 一两 葱白头 三斤

用泥水各半煎服 再服夺命丹三服

脚底下名為湧泉穴打中者十四個月死

牛七 钱半 苍术 一钱 秦艽 钱半 红花 八分

枳壳 一钱 漢防己 一钱 蒲黄 钱半 川断 钱半

赤芍 一钱 羌活 一钱 白芷 钱半 宣木瓜 钱半

防风 一钱 丹皮 一钱 五灵脂 钱半 补骨脂 一钱

加炮姜三片　葱白頭三个

用酒水各半煎服取汗再服奪命丹三服　後服藥酒

專治損傷末藥方

乳香一钱　沒藥钱半　前胡一钱　赤芍一钱　青皮一钱

白杏仁二钱　香附二钱　廣皮八分　木香一钱　归身二钱

桃仁八分　自然銅醋煅二钱　桔梗一钱　苏木一钱　川烏一钱

草烏一钱　紅花二钱　五加皮二钱　杜仲三钱　蟬殼一钱

丹皮二錢　炙草五分　風茄子二錢　延胡索二錢　桑白皮二錢

川斷二錢　大地鱉虫十个

共為細末每服三錢　陳酒送下

奪命丹　專治跌打損傷舒筋活絡一切傷科等症

地鱉虫半（制炙焙）　半兩錢一斤　归尾二錢　乳香二錢

普見茶二錢　紅花二錢　血竭二錢　鬧楊花五錢

赤芍二錢　射香二錢　自然銅二錢　沒藥二錢

生姜二錢　黃麻根二錢　大黃二錢　雄精二錢

共為細末收貯磁瓶不可出氣每服五錢黃酒冲服

或陳酒送下

七厘散

地鱉虫錢　琥珀錢　乳香两　沒药两

血竭两　自然銅錢　肉桂两　牛黃下

降香两　玉金两

共為細末收貯磁瓶封口不出氣將黃酒冲服

八厘散

半兩錢 一個　自然銅 三　木香 生　乳香 生

紅花 三　真沉香 三分 磨冲　當歸尾 三　種粉 下

沒藥 生　地鱉蟲 五

共為細末每服一錢　黃酒送下

專治傷科接骨入骱仙方

大黃 一兩　炒研細末用雄童子雞一只將竹刀宰殺不可見水連毛帶皮入大黃打爛敷患處重裹扎好半月全愈

又方 加五加皮 錢 餘者照前全似

專治刀傷金鎗藥方

赤石脂 兩 大黃 兩 黃柏 兩 川連 兩

兒茶 兩 鉛粉 五錢 陳石灰 五錢

共味研細末收貯磁瓶不可出氣敷上立効

治上部兼頭面破傷煎方

羌活 錢 防風 錢 半夏 七 升麻 五錢

當归二钱　芍药一钱　陳皮二钱　生地一钱
甘草五分　川芎八分　白芷五分　茯苓七分
南星七分　天花粉七分　蔓荆子七分
用阴阳水各一钟煎服　再加血余烧　茅屋打草二味　研细末
每服一钱冲服
治中部損傷兼手打煎方
姜活一钱　赤芍二钱　秦艽一钱　生地钱半
補故紙一钱　防風一钱　陳皮二钱　黄芪一钱

桂枝一錢　天花粉二錢　當归二錢　白芷一錢

茯苓二錢　血餘一錢　五加皮一錢

用酒水各半煎服

治下部損傷並腿足之類煎方

當归二錢　赤芍二錢　陳皮二錢　牛七四錢　木瓜二錢

防己二錢　茯苓三錢　羌活二錢　白芷一錢　白朮二錢

秦艽二錢　生地四錢　甘草一錢　血竭研半錢

用酒水各半煎服

又治跌打損傷寬筋活絡煎方

川續斷 一錢　天花粉 一錢　生地 一錢　獨活 一錢

金當归 一錢　宣木瓜 一錢　西芪 一錢　姜黄 一錢

茯苓 一錢　桐皮 一錢　肉桂 一錢　牛乂 一錢

用酒水各半煎服

又治跌打損傷鼻梁出血煎方

生地 二錢　桃仁 二錢　防风 二錢　澤蘭 二錢

蒺藜 二錢　红花 二錢　赤芍 二錢　紫胡 二錢

青皮二钱　陳皮二钱　白芷二钱　枳殼一钱
甘草一钱　流水煎服

又治乳旁胸膛損傷煎方

木香二钱　陳皮二钱　澤蘭二钱　生地二钱
烏藥二钱　赤芍二钱　桔梗一钱　枳殼一钱
紅花一钱　防風一钱　山查一钱　甘草五分
流水煎服

又治跌打損傷及牙齒升至太陽疼痛煎方

防風錢　柴胡錢　烏藥錢　白芷錢
羌活錢　藁本錢　青皮錢　生地錢
归身錢　陳皮錢　枳殼錢　甘草引
流水煎服
專治跌打損傷頭面破損傷風藥方
劉寄奴錢　防風錢　荊芥錢　蘇葉錢　羌活錢　威靈仙錢
升麻錢　赤芍錢　連翹錢　蒲黃錢　生地錢　蘇木錢
生薑錢　归身錢　獨活錢　秦艽錢　桂枝錢　烏藥錢

川斷二錢　紅花一錢　陳皮一錢　川芎一錢　桃仁一錢

流水煎服

無底穴方

生大黄二錢　紅花一錢　獨活一錢　宣木瓜錢半

赤芍錢半　天花粉一錢　五靈脂一錢　廣皮一錢

粉丹皮一錢　青皮一錢　桃仁一錢　延胡索錢半

蒲黄一錢　茯苓二錢　木通一錢　羌活一錢

加黄糖兩　葱白頭三個　酒水各半煎服

暴傷方

乳香 錢　川斷 二錢　山羊血 牛卜　玄胡 錢

降香 錢　肉桂 土　杜仲 錢　怀茱 錢

寸冬 牛卜　茯苓 二錢　加灯心 土　桑枝 生

隂水各盅煎服

腸風下血方 一服除根

胡黃連 錢　川黃連 錢　細茶 一撮　白蜜 一小鍾　水 二鍾

共煎八分服即愈

天下第一金鎗

雄猪油四两 松香二两 麸粉（芨）四两 麝香五分

黄占二两 冰片六分 血竭一钱 兒茶一钱

乳香一钱 樟脑一钱

共研细末先將猪油松香黄占三味熬化去渣时將冷

再入藥末攪匀磁器收貯不可泄氣

治對口節方

用切肉板上木屑車前草打爛敷上即愈

専治咽喉十八症方（此方傳家之寶不可輕傳與人）

黄連一錢　牛黄五厘　辰砂一錢　硼砂一錢

青黛一錢　山豆根二錢　射香一錢　青魚胆三個

共為研細末　吹之

刀斧傷藥方

石灰（陳年為妙）一兩　大黄一兩　黄芩一兩　黄柏一兩　黄連一兩

以上五味先將石灰炒成粉紅色再將四味炒為細末篩研之去

炮製好再將末藥同石灰同和研勻收貯聽用

周身骨数　人共有三百六十五節

男子自項及耳并腦後共八片蔡州人九片　腦後横一縫當正

直下至髮際别有直一縫

婦人只六片　腦後横一縫當正直下無縫

胸前骨三条　心骨一片狀如錢大項与脊骨各十二節自

項至腰共二十四髗骨上有一大髗骨

背骨除大椎外二十一日椎下有尾髗骶是自項之大椎

至尾骶共二十三骨也

肩井及左右飯匙骨其各一片
男子左右肋骨各十二条 長八条 短四条
婦人左右肋骨各十四条
男婦腰間各一骨大如掌有八孔作四行樣
男子左右手及膝俱骨边皆有骨 婦人无骨者 名柙骨
男婦手脚骨二段兩脚膝頭各有額骨隱在其間
如夫指大手掌脚板各五縫
尾蛆骨若猪子仰在骨節下 男子者綴脊處凹兩

边皆有其辨如稜角周布九竅　婦人者其綴脊膂平直周布六竅大小便各一竅

華蓋 膻中上二寸八分　膻中 横二乳间陷中　中脘 臍上四寸　氣海 臍下一寸五分　丹田 臍下二寸

關元 臍下三寸　三陰交 踝上三寸　湧泉 足掌心中　天府 腋下三寸　間使 腕後三寸

章門 肘尖尽去一云臍兩旁各六寸　肩井 肩上陷中大骨前一寸半以三指按取之中指為穴　曲池 曲骨横紋　風府 項上入髮際一寸大筋内宛宛中　風門 夾脊一寸五分在二椎

肺俞 三椎外一寸五分　腎俞 十四椎外一寸五分　膏肓 四椎外三寸　三里 外臁下三寸

又附穴道

期門　直乳第二肋端取之

日月　在期门下五分

陰交　臍下一寸

會陰　兩陰間近阴物

章門　在魚腹動脉屈手

陰包　在股内膝上四寸

命門　在十の椎中间

腰俞　在廿一椎中

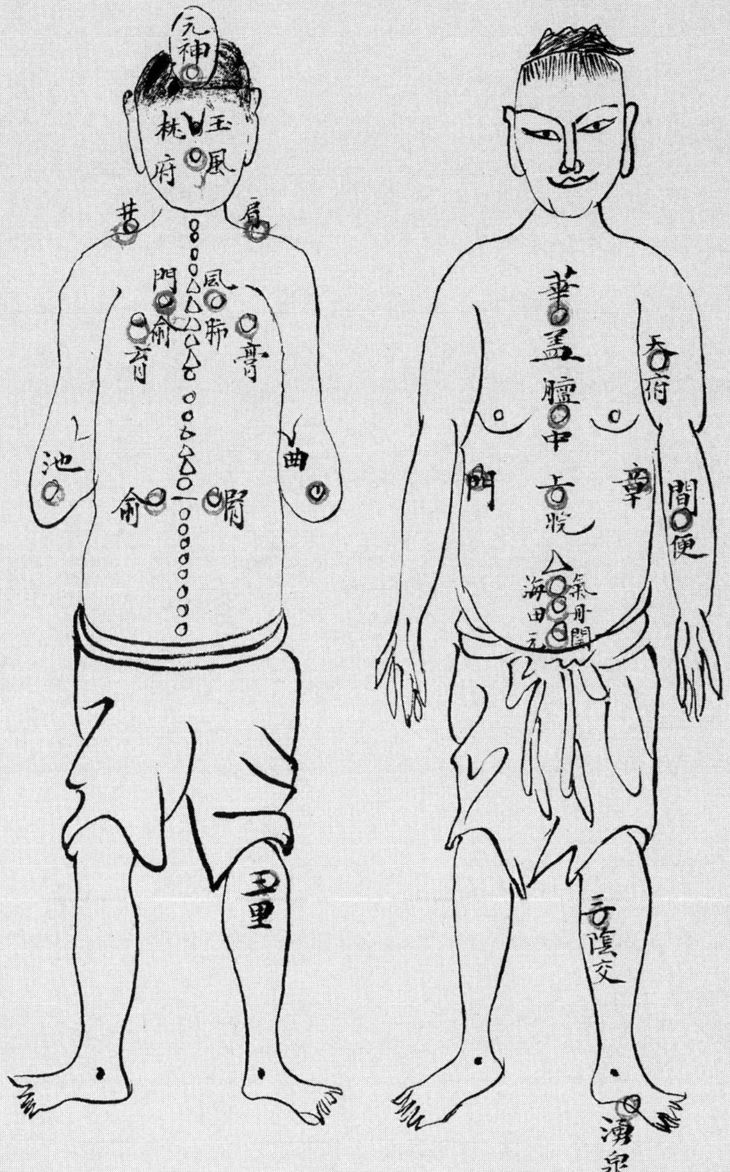
元神
玉枕
風府
肩井
風門
肺俞
膏肓
曲池
三里
華蓋
膻中
天府
章門
中脘
間使
氣海
丹田
關元
三陰交
湧泉

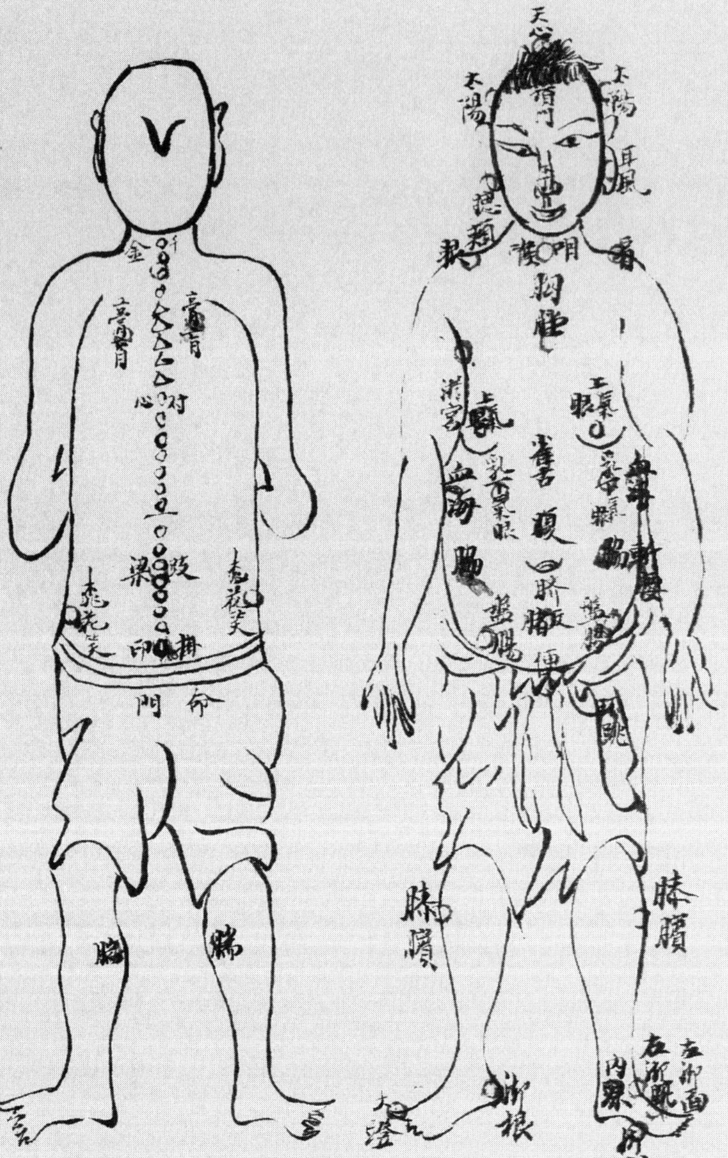
太陽
太陽
命
門
血海
膝臏
膝臏

損傷科

萬應神膏

乳香兩半 去油　没藥兩半 去油　真阿魏兩半　黃蠟一兩 春秋一兩

杭粉廿兩 研篩　射六七　東丹兩和　真麻油三斤 重秤

入鍋內煎至無沫後煎藥由內煎至油里藥枯即去渣

再入油鍋內煎滾將杭粉七八次漸〻下之再加黃蠟

在內用微火煎〻之將攪藥拌滴藥在水丸潟負為度

老嫩看四季如打下東丹在內離火攪半溫加研细

射香在内攪勻即成膏矣水浸三日听用

八厘散 治跌打将危

归尾 桃仁去皮尖烘燥 紅花 大黄酒蒸晒干 自然銅銀罐内醋煅碎為度

乳香去油 沒药去油 血竭另研 骨碎補去毛酒拌蒸晒干

硃砂 雄黄 兒茶炒 以上各一錢 射香五分

各為極細末收貯未絕氣者每服三下酒送下過

喉即活 服二三服即愈

通身並方

柴胡 三 两胁疼

五靈脂 生 止痛用製

青皮 生 利氣

木通 三 利水

香附 生 治氣止痛

砂仁 三 炒去衣去 氣寬胸

鬱金 三 兩肋痛

牛膝 全 足痛　木瓜 生 膝蓋骨疼　烏药 可 順氣

紅花 三 多則散血 少則養血　歸尾 下止血 尾散血 身養血 全活血　厚朴 生 順氣

蘇皮 可去傷 止痛　山查 三 消食清血　桃仁 三 破 氣去舊血

丹皮 生 去瘀清凉　赤芍 三 散血　玄胡 半 醋製養血 生則活血

杜仲 三 治腰痛鹽製　桂枝 三 手足痛　劉寄奴 可 活血

降香 生 兩肋　只殼 三 寬胸　木香 三 氣脹兩脇痛

荳蔻 三 胸不寬 燒為末可嚼用

通身之傷右方擇症選用之煎服三片加

蔥頭十枝煎服

通身内傷去血方

紅花　蓬术　归尾　杜仲　茄皮　檳榔　陳皮

厚朴　桃仁　木通　赤芍　枳殼　丹皮　玄胡　各一錢

甘草八分　大黄二錢　諸药嗃好再下一二滾即起

水酒各半煎温服

收口八寶丹

龍骨煅叁　血竭五分　硃砂二下　射香三厘　冰片下

乳香錢半 沒药錢半 象皮一錢 製法先切大塊用砂泥炒軟再切片炒脆用

右药各為細末收貯每乾摻患處

麻药方

川烏三錢 草烏三錢 生半夏五錢 南星三錢 蓽撥一錢

川椒三錢 胡椒三錢 秦椒一錢 蟾酥五分

共為細末陳醋調敷片時用刀任割針穿不痛

寬筋散 手足傷

乌药钱　归尾七　独活八分　防已八分
牛膝八分　续断钱半　青皮八分　鷄藤五分
红花五分　秦艽钱半　廣皮四分　茄皮八分
右方加姜三片　葱頭二個　好酒煎服
全生飲（治通身損傷，亦可合為散，名全生飲散）
归尾钱　赤芍钱　红花钱　泽兰钱半
茄皮钱　桃仁七（去双仁研）　只壳七　廣皮七
甘草三分

加葱頭二個好酒煎服

上部加川芎一錢　中部加桔梗一錢　下部加牛膝一錢五分或一錢

或加威灵仙八分　日久加蘇木一錢　傷重亦可

痛甚加五灵脂一錢　或加乳香没藥各八分

內傷重倍用桃仁重極加生大黃一錢先煎前藥臨好投入一二滾取起服

調理損傷去歸尾桃仁加當歸熟地各一錢

有食加麥芽山查厚朴各一錢

筋骨痛及感冒風寒遍身作痛加羌活秦艽各一錢

腸傷加降末　二　腸痛加杜仲　二　或加故帋　二
臂傷加桂枝　二　發寒熱加柴胡黄芩各　一錢
行氣加木香烏藥或砂仁青皮　各　一錢
收口調理归地芎炒芍加丹参　二
外傷不破以生節草擦之或用膏貼
瘡口痛爛先用刘已生節草及葱頭煎湯洗净拭乾掺
工八宝丹以膏药貼之
日久發腫名為拳泛須用葱頭切片搗碎炒熱佈

於患處上用銅杓盛炭火熨之

凡傷胸背須善攻提以通竅庶無拳泛之患不得

口傳烏知其妙

桃紅散 止血避風邪

嫩滑石 煅 兩　寒水石 燒 二兩　小豆粉 一兩 即赤小豆炒研為末

乳香 出汗　輕粉 各七

共為細末收貯每干摻出血不止和灯草貼上用帛

裹固勿令透風以免發腫

大成湯

主治跌打損傷打撲或高墜下以致瘀血流入臟腑昏迷不醒大小不秘及杖後瘀血内攻肚腹膨脹結胸不能下食惡心乾嘔大便燥結並服之

陳皮　當归　蘇木　木通　紅花　厚朴

甘草各一錢　枳殼二錢　大黃二錢　朴硝二錢

右剉水煎臨服入蜜三匙不拘時服如服後不行又煎渣服

跌打臨危急救良方

果李達 又名牛欄當藤根皮　矮脚虎 又名茶瓶凍根皮

一寸金 又名檫樹樹袂根細鬚　石砲青 又名芦都樹根皮

死裡逃生 又名山樹斫倒发出嫩枝

以上五樣採來晒干研細末五味藥總名曰君臣配義

名為五虎下西川俱藥晒干研細末酒沖服下每服

一錢小兒每服五分　重症每服一錢五分　不可多服

跌打損傷丸方

土鱉虫一錢　去頭足燒酒洗火焙存性　法半夏一錢　炒　當归尾一錢

血竭一錢　乳香去油一錢　没藥去油一錢　硼砂一錢　川三七三錢　焙干

射香三分　巴霜一錢　去油另研細末

右藥共研細末，酒糊為丸，計重一分一丸，每服一丸，酒送下

跌打鳳凰朝君方

未哺出鷄蛋和殼和山樹五錢末，酒送下三分，小兒半分

跌打接骨方

用杉樹皮及嫩枝又名死裡逃生採來搗爛敷於患處

或用繩細紮好再用杉樹皮紮緊即敷用服藥湯

跌打草藥方

兔耳一枝箭連根老煎湯此藥草苗一枝似箭形邊生葉

似耳朵一樣此草甚好

又一方

土木香根有澡葉似菱角云云樣細軟如線纏兩下相

配採根煎湯送下

蛇咬方

用脚板草採来搗爛扎貼併治腫毒惡瘡俱一服効

虎犬人咬方

先用生甘艸洗淨再用白糖敷口即効

人咬牙黄入內方

先以小便洗淨再用龟壳燒灰敷患處即効

英雄黄大胆丸　福建立方和尚傳又名鉄布衫

血竭　半

沒藥　五錢　去油

乳香　半　去油

川木別　以

地龍 三條大者佳 酒洗淨焙干 又名白蚯蚓 自然銅 一錢 醋炙七次
羌活 一錢 有毛者佳 獨活 牛膝 一錢 朴者佳
無名異 二錢 醋炙一炷香 川烏藤 一錢 參三七 二錢 竹刀切片焙干 金井玉欄杆者佳
百草霜 二錢 焙干 名撈猪肚
共研細末和勻加紅糖生好酒漿打糊為彈子大
每服一丸酒送下任竹板拳棒重打永不受傷神効

跌打損傷膏藥神方

金當歸 兩 杜紅花 五錢 蘇木 五錢 川芎 五錢

桃仁一两　肉蓯蓉生　川續斷一两　干姜一两　虎骨二两
骨碎補一两　生地一两　血餘一两　牡丹皮一两　青蒿牛
紅娘子三个　澤蘭一两　川山甲一两　地鱉虫三个酒浸
自然銅一两醋炙七次　無名異一两醋炙　阿魏一两
用真麻油三斤熬膏貼傷處即效驗過
跌打傷而骨損壞方
無名異生醋製七次　血竭三錢　自然銅生醋炙七次
滴乳香生去油　川烏生焙　草烏生炙　山羊血三錢

珠砂一錢 射香五分 冰片二分 參三七二錢

百草霜刃 即毫猪肚

共藥研細末 每服酒送下五分 小兒三分 孕婦切忌不可

吃恐損胎 引藥開例於左

頭上加川芎一錢 藁本一錢 升麻一錢 蟬退一錢 去頭足

紅花一錢 鹿茸一錢 酒煎冲服

傷腋下手上加 川桂枝一錢

胸前背脊腰间加杜仲一錢 川烏附一錢 姜活一錢

脚腿下加木瓜去　川牛膝去　凡受傷長久加蘇木去
當归尾去　傷御板底加刘寄奴去

跌打方

白頸蚯蚓五条放水内加茶油去泥火酒浸焙干　土別虫一钱火酒浸死去头足焙干
猴猻骨一钱童便炙又次　乳香一钱去油　没药一钱去油　山羊血一钱
川乌一钱焙　草乌一钱　红花一钱　小茴香一钱　参三七三钱
金毛狗脊三钱　血竭一钱　射香一分
共为細末　酒送下　每服一钱　小儿二分

加引藥開例於左

受傷長久加蘇木錢　上身受傷者加廣木香錢

當歸尾錢　腳板底受傷者加劉寄奴錢　下部加牛膝錢

手上腋下加桂枝錢　腰上加杜仲錢

用好陳酒煎藥汁冲末藥服

接骨神方

小茴香七半炒　五加皮七半炒　通骨草半　紫皮半　没藥半

山枝七分　小麪粉一兩　鳳凰蛋一分

右藥共研細末同搗爛和末藥舂貼雖絹紙上把患處外用杉樹皮夾緊紮縛一刻周遍即要除下

跌打損傷腰痛皆効

虎骨 二兩 酥炙　焦杜仲 一兩五 鹽水拌炒　牛膝 二錢　全當归 一兩五　大生地 二錢

香附 一兩 鹽水炒　桃仁 八分　丹皮 一兩　木瓜皮 一兩 水泡洗

廣陳皮 一兩　川桂枝 二錢　桑樹子 二錢　列寄奴 二錢

破故帋 二錢 鹽水炒　嫩桑枝 一兩 酒炒　參三七 二錢　肉桂 二錢

白茯苓 二錢　杉節 一兩　核桃肉 四兩　紅棗 四兩

燒酒十斤浸藥，少年体热者或水汤十斤，夏布袋盛之，放磁瓶煮一炷香，取起冷取日退火，隨諒每晚飲數盃，甚効。

吐血方

用女貞子三錢 南棗拾個，煎汁吃湯。

千里馬行路方

川細辛三錢 草烏五錢 防風五錢 荊芥五錢 土紅花三錢

右藥共研細末，放鞋內，著穿草鞋，以水滲之，日行千里，足不痛。

治干咳嗽方

川貝母 錢　豆腐漿冲

鼻血不止方

小兒胎髮一團燒灰研細末吹入鼻中

跌打煎藥方

參三七 磨　歸尾 錢　杏仁 錢 去皮尖　丹皮 錢

地骨皮 錢　五加皮 錢　廣木香 錢　官桂皮 錢

陳皮 錢　烏藥 錢　木通 錢　桔梗 錢

蓁艽一錢 頭上加川芎一錢 白茯苓一錢 身上加續斷一錢
左脇加姜黃一錢 右脇加柴胡一錢 心前加於炙朮一錢
腰間加杜仲一錢 上腸加車前子一錢 下部加牛膝一錢
脚上加刘寄奴一錢 遠年傷去久加丹參一錢 蘇木一錢
小便不通加皮竹葉一錢 大便不通加大黃一錢
氣不通加枳殼一錢 番花一錢 用好酒煎服出汗

又煎方

參三七一五分 柴胡七分 當归一錢 生地一錢

益母子錢半　紅花錢　羌活錢　丹皮錢
廣皮八分　五加皮錢　白芍錢　春秋二季加柴胡八分
防風八分　夏月加青皮八分　升麻八分　地蘇木八分
氣重加烏藥八分　胸前加桔梗錢　冬月加麻黃八分
腸痛加山查錢　下部痛加牛膝錢　川芎五分
胡椒七粒　用好生水酒一碗煎服盖被出汗神効
先服煎藥後服末藥

又跌末藥方

參三七二錢　射香半分　當归二錢　續斷一錢

廣木香一錢　冰片下　雄黃一錢　血竭二錢

自然銅一錢 醋煅七次　乳香二錢 去油　没藥二錢 去油　生大黃二錢 炒

紅花二錢　杏仁三錢 去皮尖　前胡二錢　骨碎補二錢

苧根灰三錢　天竹黄三錢　山羊血二下

兒茶一錢　地鱉虫半 酒炒　土狗七个 去翅足炒　血竭二錢

川烏二錢　光烏二錢　草烏二錢　川牛膝一錢

地骨皮一錢　桂枝二錢　地苏木三錢

右為細末每服五分放前煎方內服下即有出汗

驗過接骨神效方

用小雞一只去毛活放罈旧畚死糯米一升做飯同雞搗

爛斷骨扯直用上令他不要動外敷止痛

接骨紫金丹

地鱉虫一錢酒浸去頭足　沒药一錢去油　乳香一錢去油　自然銅一錢醋炙七次

血竭一錢　骨碎補一錢　硼砂一錢

右為細末用好酒調每服一錢骨碎生完

外敷接骨药方

大黄八钱 白芨三钱 五倍子八钱 無名異八钱
白蔹八钱 黄丹三钱 山栀四 白芙蓉八钱
姜黄三钱 石羔一钱煅 桑白皮八钱 地丁八钱
半夏三钱製 川乌三钱 草乌三钱 陈小粉五两炒
川黄连三钱 抱不出鸡蛋一隻连黄炒研又名凤凰蛋
右药共研细末合前小鸡稷米饭和把患处敷以
绢绸山树皮扎缚一到週时即可解下七末药

兼治跌損傷不破者葱汁客粉調敷次日如旧併

治外科癰毒之痛應手而除用碌䂎收貯勿令洩氣

奪命丹神効方治跌打損傷方

同前五虎草藥之力一般不可亂傳於匪人

地鱉虫廿个去頭足酒洗炙焙干　半夏廿个酒炙為要　沒藥不下去油

乳香不下去油　巴霜七下　參三七三下　半兩錢一文用童

便浸一夜焙煉酥共和前藥研細末加射香一厘

忽遇急難之症即將藥秤一分五厘溫酒送下即

効驗過不可多服〻〻恐生餘骨慎之〻〻

治骨傷方

當归 生　红花 三　桂枝 四　廣木香 五

地鳖虫 三　骨碎補 四　自然銅 三　川牛膝 三

木瓜 三　乳香 七 去油　没药 七 去油

右藥細共研細末用酒冲服 七

又治跌打損傷末藥方

肉桂 三　川烏 七　草烏 七　地鳖虫 生

蒼陽花一錢　血竭二錢　蘇木二錢醋製　杜仲二錢
當歸二錢　紅花一錢　虎骨二錢醋炙　青木香半
懷牛膝一錢　木瓜二錢　木耳灰一錢　參三七一錢
硼砂二錢　威靈仙二錢
右藥共研細末每服好酒沖服盡醉

又煎藥方

全當歸二錢　劉寄奴二錢　威靈仙一錢　白雲苓二錢
甘枸杞二錢　香附一錢　杜仲二錢　乳香半　玄由

红花一钱　川续断二钱　没药去油五分　只壳一钱
生地四钱　怀牛膝二钱　五加皮四钱　桂枝二钱
海风藤二钱　䗪虫一钱　水酒各半煎服

跌打损伤末药方

无名异二钱醋炙七次　硃砂一钱　百草霜五钱　乳香去油一钱
没药去油一钱　血竭二钱　参三七一钱　川乌五钱
草乌五钱　冰片五分　射香三分
各药共研细末收贮大人用五分中者三分小儿半分好

秘傳治吐血方

官桂五分　只壳八分　當归一钱　桔梗一钱
厚朴八分姜汁炒　紫苏八分炒　大黄八分酒炒　川羌王八分
水二鍾煎八分加童便半盞姜汁兩茶匙二剂

又一方

麦门冬一钱　續断一钱　赤芍八分　遠志八分
山药八分　貝母一钱研末沖服　益母草一钱
不用引水二盃煎服八分　連服十剂

跌打損傷方

土鱉一百個 去頭足酒炒 紅花 生 良薑 半 秦艽 生炒
血竭 生 歸尾 半 硼砂 一兩 杜仲 一兩炒
牛膝 一兩 猴薑 半 去毛 乳香 全 去油 青木香 一兩
自然銅 半 醋煅七次 生大黃 一兩炒 五靈脂 生 破故紙 一兩
川續斷 半 肉桂 八錢 不見火 半兩錢 三个 醋浸煅
以上共十九味 各藥共研細末 每服一錢 弱者每服五分
引領經藥開列於左

華蓋穴　心口之上

右章門穴　季骨梭

肺底穴　背上第七骨偏三分

左上氣眼穴　氣上一寸三分

下氣眼穴　氣下一寸三分

右上氣海穴　氣上一寸三分

下為氣海穴　氣下一寸三分

一前名為黑虎偷心　當心

引經藥加　良姜一錢　只实八分

引經藥加　桃仁錢半　蒲黃一錢

引經藥加　百部八分　桑皮一錢

引經藥加　沉香一錢　干桂八分

引經藥加　青皮錢半　烏藥一錢

引經藥加　玉金錢半　沉香一錢

引經藥加　玉金錢半　沉香一錢　劉寄奴錢半

引經藥加　桂枝八分　川貝母一錢　菖蒲錢半

上番肚穴 心下一寸三分偏左
左地穴 齐骨後
分水穴 小肚上
左脇穴
两腰眼穴
反抄骨 左背脊边
两腿

領經藥 青木香一錢 紅豆蔻一錢
領經藥 前胡一錢 桃仁一錢
領經藥 三稜一錢 車前子一錢
領經藥 五灵脂一錢 青皮一錢
領經藥 當歸尾一錢 烏藥八分
領經藥 杜仲一錢 桃仁一錢 牛膝一錢
領經藥 補故紙一錢 烏藥一錢 海桐皮一錢
領經藥 杜仲一錢 川牛膝一錢 桃仁一錢

雀口 膝下 領經加 川牛膝七 薏仁去

湧泉穴 脚心 領經藥 木瓜去 川牛膝去

手臂穴 領經藥 五靈脂去 又桑皮七 桂枝七 牛膝去

九方穴 股上 領經藥 川芎七 蒼耳去

田生八寶丹

土鱉虫 去頭足 土牛膝 小公鷄 蝸牛 水浮蝣

白蚯蚓 淨水螃蠏 紅壯者佳

以上八味各法炒研為細末每服三分以陳酒沖服

治腰痛方

當归三 红花下 檳榔三 厚朴三

陳皮三 續斷三 碎補三 杜仲三

枸杞三 川烏下 草烏下

鐵布丸 专治挟棍方

专治絲枉受冤难免用重刑无恐吾刑以致屈打成招

預服此藥能保性命守王法者少而不受此方倘人免業

受枉挟棍害極用藥於左

土红花五錢　川牛膝五錢　自然銅五錢醋炙七次　當歸五錢
[illegible]五錢醋炙七次　山羊血三錢　乳香去油五錢　没藥去油五錢
白芷五錢　薏仁米五錢　川烏三錢　射香一分
硃砂五錢　參三七三錢　真冰片一分
右藥共研細末，酒醋打糊為丸，如豆大，硃砂為衣。每服
五分，或不丸，末為亦可，酒送下。見官若不受刑，出衙
門時即受稿打，如若不打，即脹死，慎之慎之。守王法
之人不可吃此藥。

調中二陳湯 治前症已服行藥之後當服此方以三劑調之

陳皮 半夏 茯苓 甘草 枳殼 大腹皮

紅花 川芎 當歸 白芍各一錢 防風 檳榔

黄芪 桔梗 青皮 烏藥 蘇木 枳實

黄芩 紫蘇 木香三錢

四順清涼飲 治湯火潑燒熱極逼火毒入裏或以被澆水所及火毒内攻致生煩燥内熱口干大便秘實者服之火毒腐爛瘡用外科保灵丹熟菜油調敷

專治遠年宿傷方驗[illegible]

紅花三　廣皮五　當歸三（酒炒）　桃仁三　沒藥五（去油）　乳香五（去油）

川烏（去皮）　艸烏（去皮）　甲片五　只軸三　參漆五　烏藥五

前胡五　風藤　十葉　中白三（漂淡）　獨活五　硃硬五（漂去油）　羌活五

肉桂（不可見火）乙　元胡五　續斷（鹽炒）三　川萆薢五　厚朴（薑水炒）三　生附三

以上藥味共研細末用陳酒送下每服三錢酒盡飲大醉為妙